# 약초 이용
# 약술 담그기

# 약초 이용 약술 담그기

초판인쇄 · 2014년 4월 25일
초판발행 · 2014년 5월 01일

지은이 · 건강생약협회
펴낸이 · 김덕자
펴낸곳 · 건강생활사

출판등록 · 2012년 09월 12일 제312-2012-000043호
주　　소 · 서울 서대문구 홍은1동 453-2 풍림빌딩 3층
전　　화 · (02)396-9651~2

ISBN 978-89-98561-14-7 (13510)

# 약초 이용
## 약술 담그기

건강생약협회 지음

건강생활사

# 차례

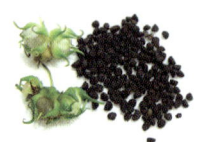

## 제1장 건강 약초·산야초

### ㄱ
- 감국 • 10
- 감초 • 13
- 강활 • 16
- 구기자 • 19
- 구릿대 • 22

### ㄴ
- 나팔꽃 • 25
- 냉이 • 28

### ㄷ
- 당귀 • 31
- 도꼬마리 • 34

### ㅅ
- 쇠무릎 • 37
- 쑥 • 40

### ㅇ
- 오미자 • 43
- 용담 • 46
- 익모초 • 49
- 인삼 • 52

### ㅈ
- 작약 • 55
- 지모 • 58

### ㅊ
- 천궁 • 61

### ㅎ
- 향부자 • 64
- 황기 • 67

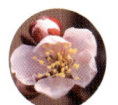 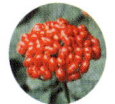 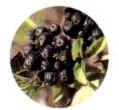 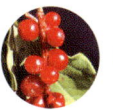 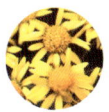

## 제2장 건강 식물·과수·작물·산림

**ㄱ**

감 • 72
근대 • 75

**ㄷ**

더덕 • 78
두릅 • 81

**ㅁ**

마 • 84
마늘 • 87
매실 • 90
미나리 • 93

**ㅇ**

오가피 • 96

## 제3장 건강 버섯

**ㄱ**

구름버섯 • 100

**ㄷ**

동충하초 • 102

**ㅂ**

복령 • 105

**ㅅ**

상황버섯 • 107

**ㅇ**

영지버섯 • 109

**ㅍ**

표고버섯 • 112

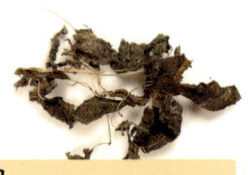

## 제4장 한방 약초로 약술 담기

- 전통 발효주 담그는 과정 요약 / 118

**01** 골담초 주 / 122

**02** 구기자 주 / 126

**03** 더덕 주 / 132

**04** 도라지 주 / 138

**05** 둥굴레 주 / 144

**06** 맥문동 주 / 150

**07** 민들레 주 / 156

**08** 산뽕나무 주 / 161

**09** 산수유 주 / 167

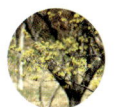 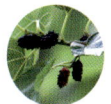 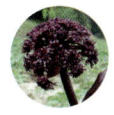 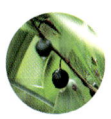 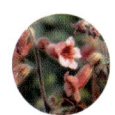

**10** 쇠무릎 주 / 173

**11** 약모밀 주 / 179

**12** 오미자 주 / 185

**13** 잔대 주 / 191

**14** 지황 주 / 197

**15** 참당귀 주 / 203

**16** 천궁 주 / 209

**17** 천문동 주 / 214

**18** 황기 주 / 219

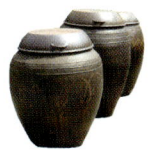

# 01

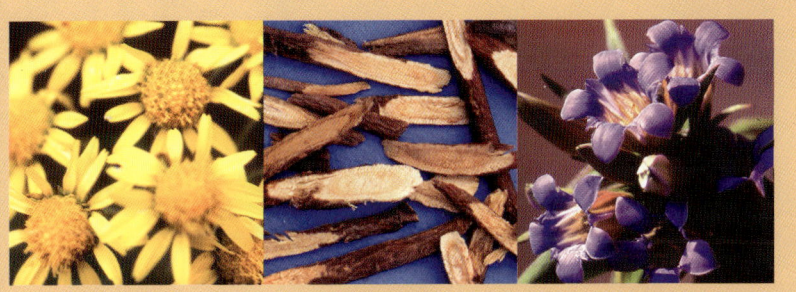

# 건강 약초
# 산야초

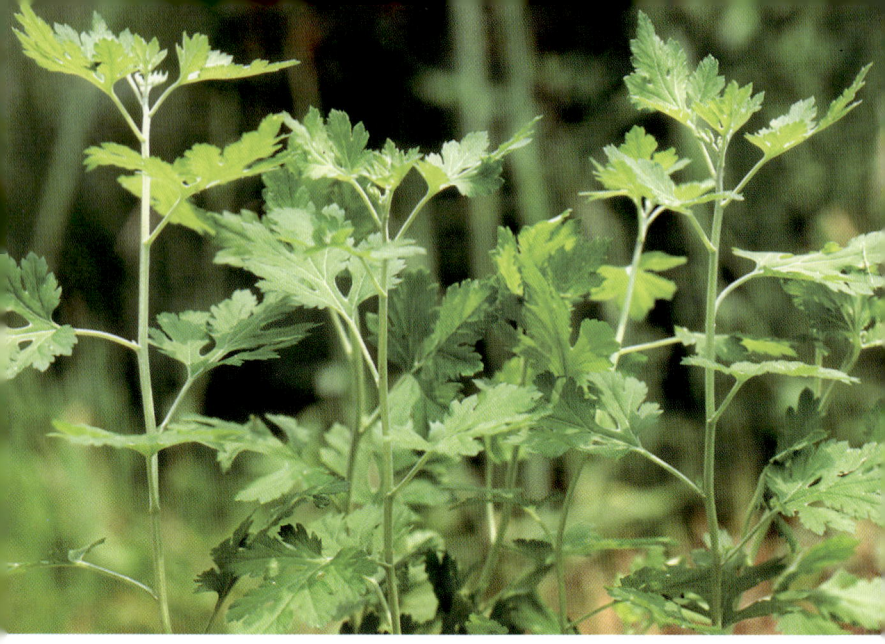

## 山野草 01 감국(甘菊)

- 학 명: *Chrysanthemum indicum* L.
- 과 명: 국화과(Compositae)
- 생약명: 野菊(야국)
- 영어명: Indian chrysanthemum

### 우리나라 재래종만도 5백 종

감국은 국화과에 속하는 다년생초본(多年生草本)으로 줄기는 약간 목질(木質)이고 잎은 난형 또는 난상(卵狀) 피침형으로 깃털모양으로 갈라지며 갈라진 잎에는 다시 결각상(缺刻狀)의 거치가 있다.

잎의 밑부분은 심장형이며 잎자루가 있고 가지는 가을에 분지(分技)되어 꽃은 두상화(頭狀花)가 피는데 황색으로 가을의 풍치를 아름답게 하여 준다.

국화는 중국을 비롯한 아시아와 유럽이 원산이며 한국, 일본 등 동양각지에 분포하며 우리나라 전역에 자생하고 가정의 화단이나 정원, 화분용으로 재배하기도 한다. 감국은 향기가 은은하여 술을 빚기도 하고 차를 만들어 마시기도 하며 옛날에 창호 지문의 손잡이 옆에 잎을 넣어 바르면 튼튼하기도 하려니와 비치는 모양이 한결 운치를 더해 주었다.

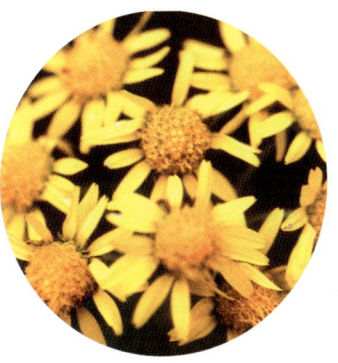

감국 꽃

성분은 정유 리나린(linarin), 루테오린(luteolin)의 배낭체 크리신데민(chrysanthemin), 다당류 쿠마린(coumarin) 등을 함유하고 정유 중의 주성분은 캄펜(camphene), 캄파(camphor), 카본(carvone) 등이다.

## 고혈압(高血壓), 중풍(中風) 환자에 좋아

감국의 꽃을 말려서 달여 먹으면 머리가 아프고 어지러울 때, 또한 고혈압과 중풍환자에게 좋은 것으로 알려져 있다. 또 눈이 침침하여 잘 안 보일 때나 미열이 있을 때 효과가 좋으며 담즙분비가 부족할 때 촉진제(促進劑)로 쓰인다.

두뇌를 많이 쓰는 연구가, 정신노동을 하는 사람과 눈을 혹사하는 기능공의 안과질환 증상에 감국 10g 정도를 열탕으로 달여 하루 세 번 정도 장복(長服)하면 효과가 좋다.

감국은 이 밖에도 말린 꽃을 베개 속에 몇 송이 넣어두면 스며 나오는 향기가 머리를 맑게 해주어 기억력을 되살리기도 한다.

이처럼 감국은 옛날부터 불로장수(不老長壽)의 상서(祥瑞)로운 영초(靈草)로 알려져 민간약으로 흔히 써 왔다.

감국을 이용한 한방 제제로는 「세간명목탕(洗肝明目湯)」(당귀미, 천궁, 적작약, 생지황, 석고, 방풍, 강활, 박하, 형개, 황금, 황련, 치자, 초결명, 국화, 만형자, 연교, 백질녀, 길경, 감초 각 1.5g)으로 풍열에 의한 안목(眼目)의 모든 적종(積腫)과 동통(疼痛)에 쓴다.

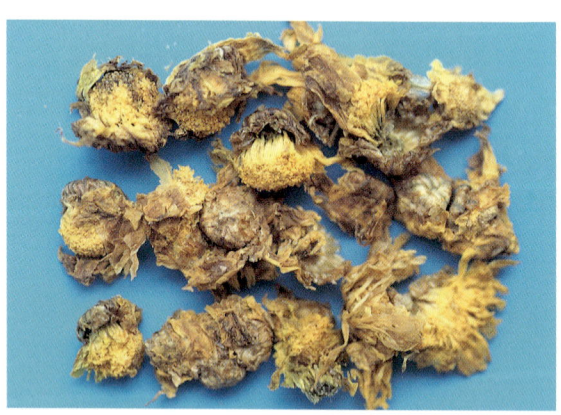

野菊(야국) 甘菊(감국)

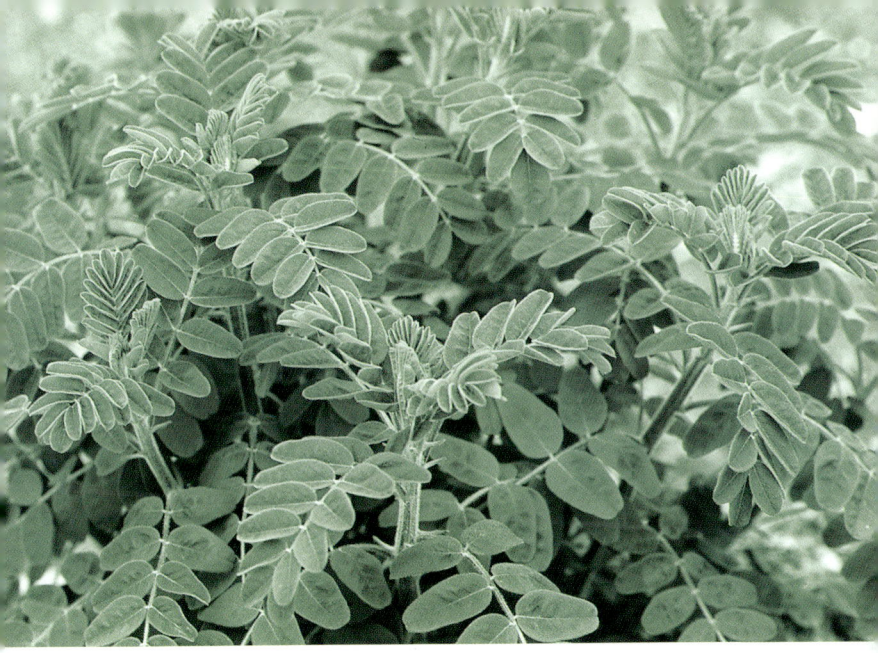

# 감초(甘草) 02 藥草

- 학  명 : *Glycyrrhiza uralensis* Fischet et D.C.
- 과  명 : 콩과(Leguminosae)
- 생약명 : 甘草(감초)
- 영어명 : Glycyrrhizae Radix

## 약물 및 식물중독(植物中毒)을 해독

감초는 콩과에 속하는 다년생초본(多年生草本)으로 전주(全株)에 가는 털이 밀착하여 있으며 잎은 우상(羽狀) 복엽(複葉)으로 장란원형(長卵圓形)을 이루고 끝은 뾰족하다. 7월경에 담자색의 꽃이 피고 열매는 꼬

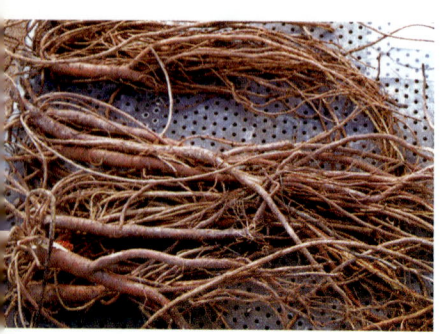
감초 뿌리

투리모양으로 맺으며 약용으로는 주로 뿌리를 사용하고 있다.

산지는 중국, 소련, 스페인이며 근래에 와서 우리나라에서도 재배를 하고 있다. 감초의 종류는 스페인감초, 러시아감초, 우랄감초 등이 있다.

감초는 다른 생약에 비해서 현대 과학적 약리작용의 연구가 많이 보고되어 있다. 그중 중요한 것 몇 가지만 소개하여 보면 글리실리진(glycyrrhizin)은 일종의 사포닌(saponin) 배당체로서 분해하여 글루쿠론산(glucuronic acid)을 생성하여 간장(肝臟)에서 유독 물질과 결합, 해독작용을 하기 때문에 간장기능을 회복시켜 주며 약물중독, 간염, 두드러기, 피부염, 습진 등에 유효하다.

그리고 진해 거담 작용도 있으며 항히스타민, 항아세칠콜린작용도 있다. 근육이나 조직의 급격한 긴장에 의하여 생기는 통증을 풀어주는 작용, 체중의 증가, 백혈구 증가, 이뇨작용, 항염증작용이 있으며 특히 리퀴리틴(liquiritin), 리퀴리티게닌(liquiritigenin) 등의 성분은 소화성궤양의 발생을 억제하고 있다.

「동의보감(東醫寶鑑)」에 보면 감초는 모든 약의 독성을 해소시켜 주며 72종의 석약(石藥 : 광물성약)과 1,200종의 초약(草藥) 등을 서로 조화시켜서 약효가 잘 나타나게 하는 작용이 있으므로 별명을 국로(國老)라고 했다는 것이다. 국로라고 하면 나라의 원로라는 뜻이며 감초는 약 중의 원로급이 된다는 뜻이다.

# 감초는 모든 중독의 해독제

5장6부(五臟六腑)의 한열(寒熱)과 사기(邪氣)를 주로 다스리며 이목구비(耳目口鼻)와 소대변(小大便)의 생리를 정상화하고 모든 혈맥의 소통을 잘 시키며 근육과 뼈를 튼튼히 하고 전신 영양상태를 좋게 해 준다.

이와 같은 기록으로 보아 감초가 결코 약방의 양념 격으로 쓴 약을 달게 하여 먹기 좋게 하는 정도의 교미제 역할을 하는 데 그치는 것이 아니라는 것을 짐작케 한다.

민간약으로는 죽순에 중독되었을 때 달여서 복용하였고, 또 마육중독(馬肉中毒)에도 감초를 진하게 달여서 다량 복용하면 거뜬히 낫는다고 하였으며, 버섯류 중독에는 참기름에 달여 먹고, 연초에 취했을 때, 약물중독, 기타 중독에 감초를 달여 먹으면 잘 낫는다고 한다. 그러므로 감초는 모든 중독의 해독제로 이용되고 있으며 진해거딤제, 교미 교취제, 완화제 등 우리 신약에서뿐만 아니라 한방에서, 그리고 민간약으로 아주 중요한 생약으로 널리 쓰이고 있다.

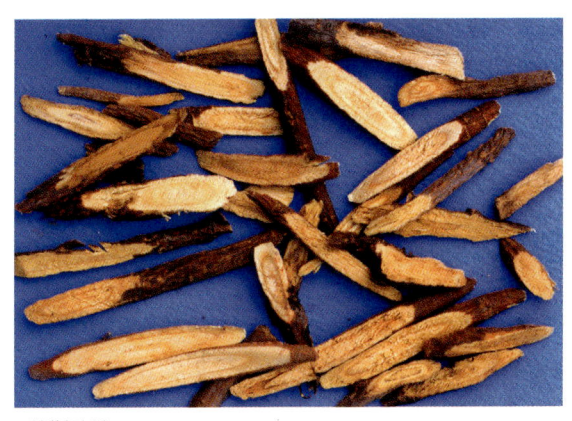

甘草(감초)

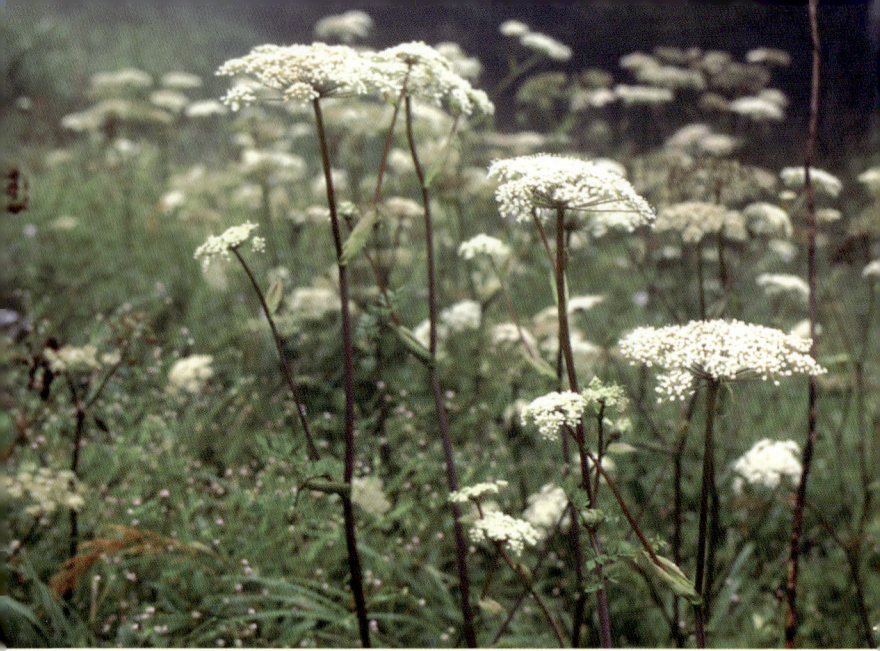

## 藥草 03 강활(羌活)

- 학 명 : *Angelica koreana* Kitagawa
- 과 명 : 미나리과(Umbelliferae)
- 생약명 : 羌活(강활)
- 영어명 : Korean ostericum

### 신경통(神經痛), 관절염(關節炎)에 효과

 강활은 미나리과에 속하는 다년생초본(多年生草本)이다. 잎은 세운 깃 모양으로 갈라졌고 갈라진 잎은 도란형 또는 장타원형이고 끝은 뾰족하며 톱니와 같은 거치가 있다.

7~8월에 우산을 펼쳐놓은 듯한 복산형 꽃차례의 작은 흰 꽃이 모여 핀다. 경엽(莖葉)은 백지와 거의 같으나 약간 작은 편이고 잎이 거세지 않고 연해 보이며 뿌리는 묶은 뿌리가 개화 결실 후 썩어 없어져도 뿌리 옆에서 싹, 즉 노두가 새로 생겨서 다시 자란다. 이 뿌리를 약용으로 쓴다.

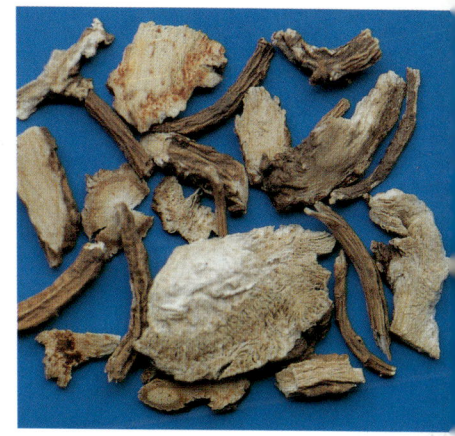

羌活(강활)

중국이 원산으로 한국, 일본 등지에 분포하며 우리나라에서는 중북부 산간지대 서늘한 곳이 기후상 적당하여 많이 재배하고 있고 사양(斜陽)진 곳이나 습기가 적은 곳은 생육이 좋지 못하다.

강활의 성분은 정유 및 쿠마린(cumarin)유도체, 벨갑텐(bergapten), 크산토실(xantosyl), 이소임페라토린(iso-imperatorin), 옥시포세다닌(oxypeucedanin), 프랑고골라린(prangorgolarin), 임페라토닌(imperatorin)이 알려져 있고 그 밖에 서당(sucrose)을 함유한다. 과실에는 임페라토린(imperatorin), 벨갑텐(bergapten) 등이 함유되어 있다. 강활은 신경통, 관절염 등의 구풍(驅風)요약으로 해열, 진통 등에 쓰인다.

전신통, 하지통 등으로 몸이 무겁고 권태증을 일으킬 때 달여 먹으면 기분이 상쾌해지고 몸이 아주 가벼워진다.

## 중풍(中風)에 의한 언어장애도

한방에서 발한, 이뇨약으로 감기두통, 감기몸살에도 처방하여 복용하면 대단한 효과가 있으며 중풍으로 인해 발음이 정확하지 못할 때도 유효하고, 간질병이 있는 환자가 발작을 일으켰을 때도 효과가 있는 것으로 알려져 있다.

해열, 두통 등에 효과가 있으나 빈혈증으로 인한 두통에는 복용을 해서는 안 된다. 신경통과 하지신경통 등에 「대강활탕(大羌活湯)」(강활, 승마 각 5g, 독활 3.75g, 창출, 방기, 위령선, 백출, 당귀, 적복령, 택사, 감초 각 3g)을 처방하여 복용한다.

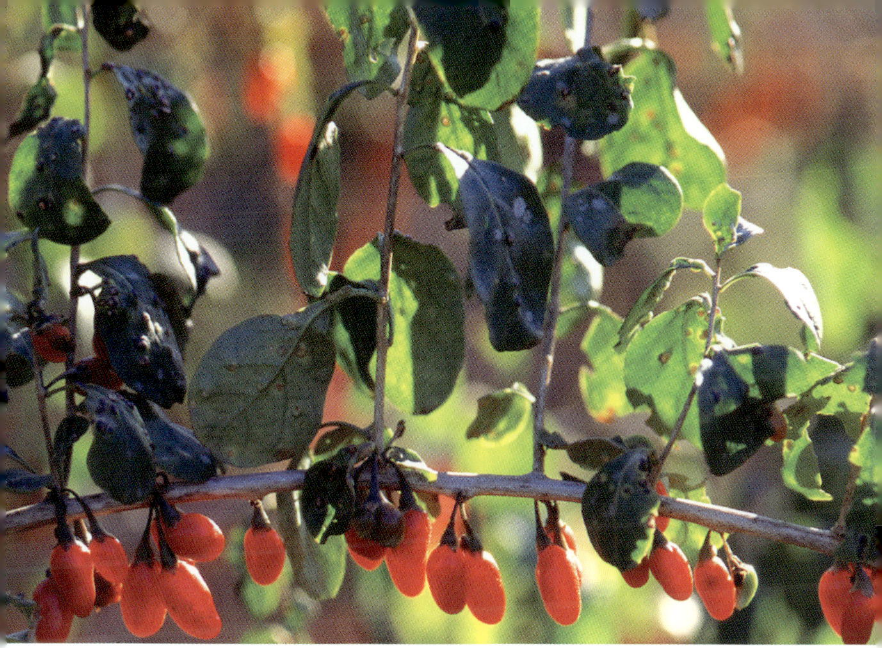

# 구기자(枸杞子)

- 학 명 : *Lycium chinense* Mill.
- 과 명 : 가지과(Solanaceae)
- 생약명 : 枸杞子(구기자)
- 영어명 : Chinese matrimony vine

## 간장병(肝臟病) 예방과 혈압강하(血壓降下)에 응용

 구기자(枸杞子)는 가지과에 속하는 낙엽, 활엽 관목으로 더러는 변형 가시가 있다. 잎은 난산피침형(難散被針形) 또는 도란형(倒卵形)으로 잎 밑이 좁고 끝은 날카로우며 거치 및 양면에는 털이 없다.

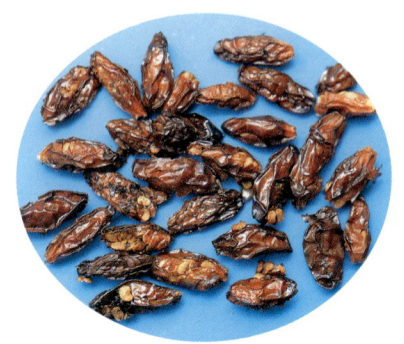

枸杞子(구기자)

꽃은 1~3개가 잎겨드랑이에서 나왔으며 꽃부리(花冠)는 종 모양에 5갈래로 갈라졌으며 자색의 꽃이 여름에 핀다. 과실은 장과이고, 넓은 타원형 또는 달걀 모양이며 가을에 홍숙한다. 근피(根皮)를 지골피(地骨皮)라 하고 잎을 구기엽, 과실을 구기자라 하며, 줄기의 껍질을 구기라고 하여 줄기, 뿌리, 잎, 열매 모두 약용으로 쓴다.

구기자는 맛은 달고 쓰며 약성(藥性)은 평범하고 독이 없다. 이 구기자는 우리나라의 민가 근처뿐만 아니라 각 지방에서 재배도 하고 야생도 하고 있으며 중국, 일본 등지에 많다.

구기자의 성분은 비타민 C, 니코틴산(nicotinic acid), 지방, 회분 등을 함유하고 있다. 최근의 약학적 성분연구에 의하면 혈관강화제인 루틴(rutin)을 비롯하여 비타민 C, 필수아미노산, 미네랄 등이 들어 있고 구기자 엑기스는 강력한 항지간작용(抗脂肝作用)이 있어 간장장애를 예방한다는 것이 증명되고 있으며 또한 혈압강하작용도 있으니 강장배급제라고도 할 수 있지 않을까 싶다.

## 당뇨병(糖尿病)과 여성 미용에 좋아

구기자는 정기(精氣)를 보하며 눈을 밝게 하고 정신을 평(平)하게 한다. 또 폐를 깨끗이 하고 간을 맑게 하고 콩팥에 영양분을 주며 기운을 돋운다.

「민간약(民間藥)」으로는 당뇨병에 구기자의 뿌리나 잎, 열매를 달여서 계속 마시면 효과가 있다고 하였다. 특히 여자들은 이 구기자를 차(茶) 대용으로 장복하면 얼굴의 기미나 여드름 같은 것이 말끔히 없어진다고 하여 많이 이용하고 있다. 한방에서는 「형방패독산(荊防敗毒散)」(강활, 독활, 시호, 전호, 형개, 방풍, 적복령, 지골피, 생지황, 차전자 각 4g)을 감기로 인한 두통과 한열왕래의 적응증으로 이용하고 있다.

용법은 말린 열매 20g을 물 300㎖를 붓고 끓여서 차처럼 마신다.

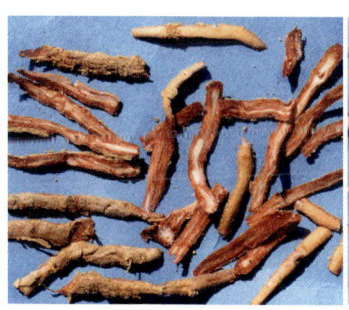
구기자 뿌리 껍질(지골피)

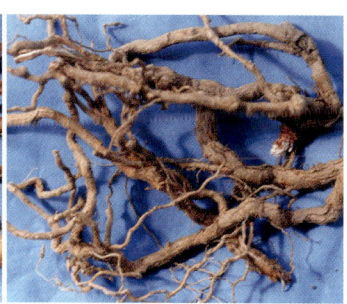
구기자 나무 뿌리

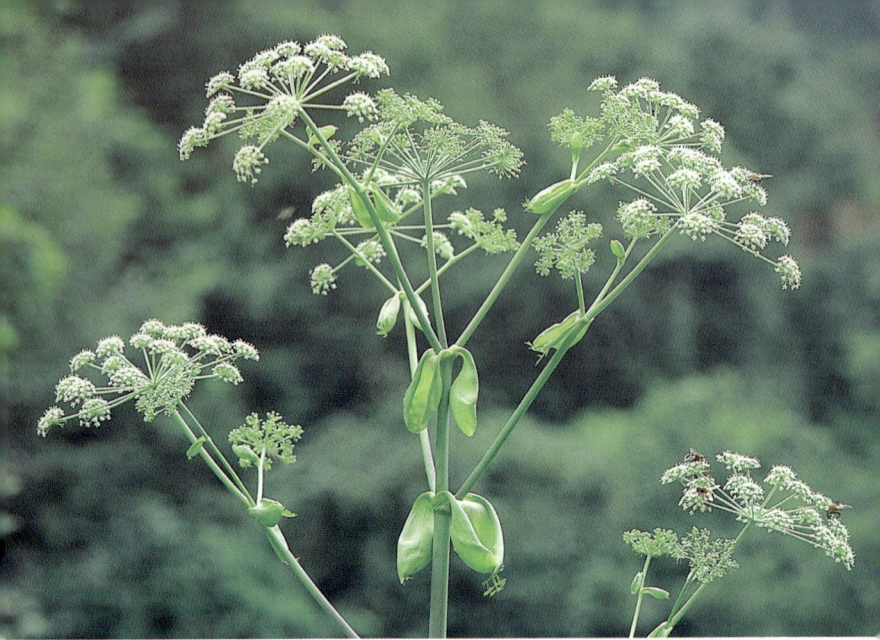

# 藥草 05 구릿대(白芷)

- 학 명 : *Angelica dahurica* Benth.
- 과 명 : 미나리과((Umbelliferae)
- 생약명 : 白芷(백지)
- 영어명 : Chinese angelica

## 진통약(鎭痛藥)으로 두통(頭痛)에 특효

    구릿대는 미나리과에 속하는 2년생 초본으로 높이가 1m 전후이다. 전체에 털이 없고 뿌리줄기는 비후하여 수염뿌리가 많으며 잎은 깃꼴겹잎(羽狀複葉)으로 많이 갈라져 있고 갈라진 잎(裂片)은 타원형 또는 피침형으로 끝이 날카롭고 거치가 있다.

꽃은 복산화서이고 꽃부리는 소형이며 꽃잎은 5개이고 5개의 수술과 1개의 하위 자방이 있다. 과실은 타원형으로 날개가 있으며 꽃은 백색이고 6~8월에 피며 뿌리를 약용으로 쓰는데 생약명은 백지(白芷)라고 한다.

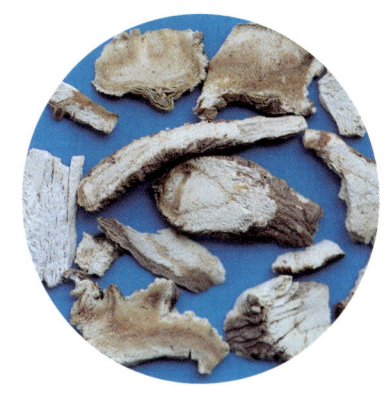

白芷(백지)

산지는 한국, 중국, 시베리아, 일본 등지로 우리나라에서는 산야에 자생하며 근래에 와서는 농가에서도 재배하고 있다. 동속 약초로서 개구릿대, 어수리, 천백지도 있는데 모두가 맛은 맵고 약성은 따뜻하며 독이 없다.

성분은 대부분이 정유가 주성분이며 백앵게리신(byak-angelicin), 백앵게리콜(byak-angelicol)을 함유하고 있고 임페라토린(imperatorin), 이소임페라토린(iso-imperatorin), 펠롭테린(phellopterin), 하이드로카로틴(hydrocaroten)과 경련독의 일종인 앵게리코톡신(angelicotoxin) 등을 함유하였다. 백지는 진통약으로 두통에 탁효가 있으며 유행성감기 및 산전 산후두통, 어지럼증, 치통, 안면신경통, 마비 등에 유효하다.

또한 지혈작용이 있어서 부인들의 월경이 있은 뒤 하혈이 끝나지 않고 계속 조금씩 나올 때나 대변에 피가 섞여 조금씩 자주 나올 때 백지의 전초를 달여 마시면 즉효를 볼 수 있다.

## 안면신경통(顔面神經痛), 마비 등에 좋아

 백지의 앵게리코톡신(angelicotoxin)은 소량으로 혈관운동신경 중추 호흡 및 미주신경, 척추를 흥분시킴으로 혈압상승, 맥박을 완만하게 하고 호흡운동의 흥분을 초래시킨다.

 한방에서는 입과 눈이 돌아가는 구안와사증에 「이기거풍산(理氣去風散)」(강활, 독활, 지각, 청피, 오약, 길경, 남성, 반하, 천궁, 천마, 백지, 형개, 방풍, 백작약, 감초 각 2g)을 처방하여 복용한다.

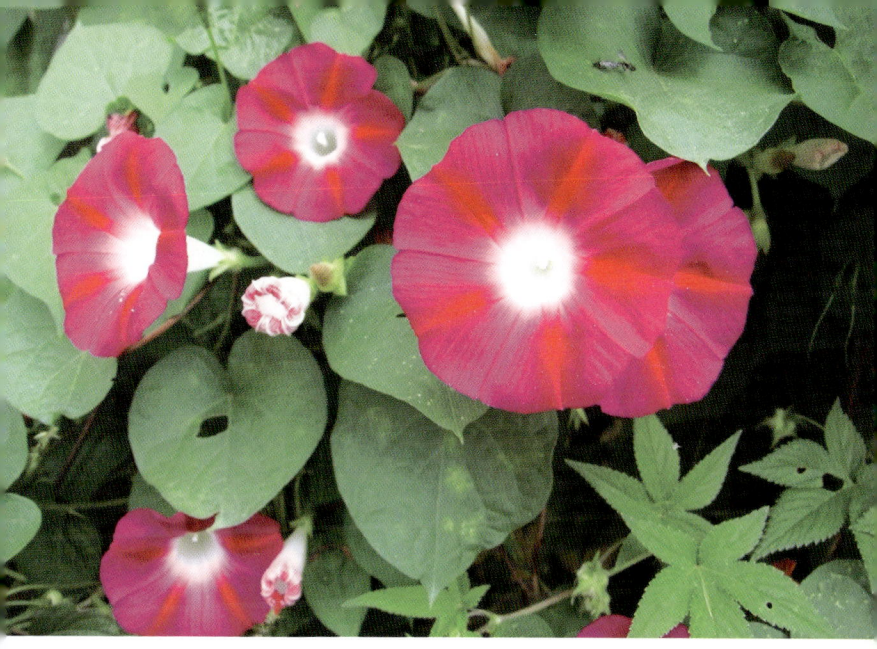

# 나팔꽃(黑丑) 06 山野草

- 학 명 : *Pharbitis nil* Choisy
- 과 명 : 메꽃과(Convolvulaceae)
- 생약명 : 黑丑(흑축), 견우자(牽牛子)
- 영어명 : morning glory

## 완하약(緩下藥)으로 우수한 약제(藥劑)

 나팔꽃은 메꽃과에 속하는 1년생 덩굴성 초본(草本)으로 전주(全株)에 거친 털이 산포되어 있다. 왼편으로 감겨 올라가는 줄기가 2m 내외로서 잎은 어긋나게 호생(互生)하며 잎자루가 길고 심장형 모양으로 3열로 갈

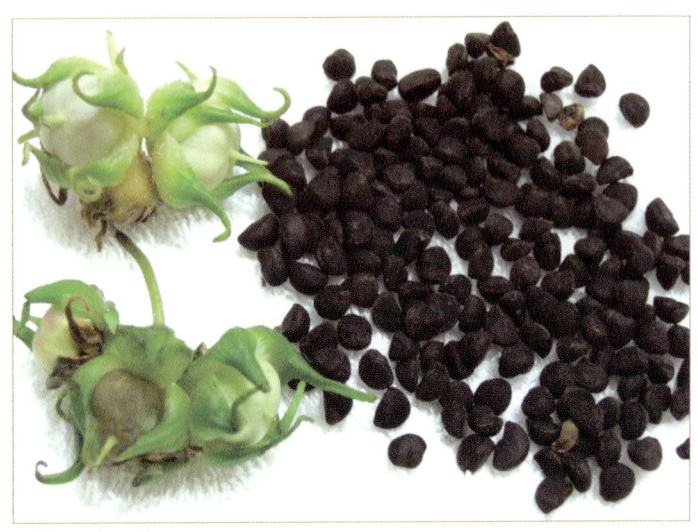

흑축(나팔꽃 씨)

라져 있다.

    꽃은 남자색, 백색 등으로 7~8월에 개화하여 10월에 열매가 성숙한다. 이 열매를 말린 것을 「견우자(牽牛子)」 또는 「흑축(黑丑)」이라 하여 약용으로 쓰고 있다.

    나팔꽃은 꽃잎이 흡사 나팔 모양으로 되어 있어 나팔꽃이라고 불리며 원산지가 열대아시아, 중국 남서부나 히말라야 산기슭이라는 말이 있으나 확실한 고향은 알려지지 않았다.

    주로 일본이나 한국, 대만 등 동남아시아에 분포되었고 우리나라에서는 농가의 초가집 울타리나 정원에서 흔히 볼 수 있는 꽃이다.

    중국에서 1천5백 년 전 송(宋)나라 때에 이 씨앗을 약으로 써왔고 우리나라에는 중국에서 건너온 것으로 추측이 되며 오랜 세월 동안 서민들의 생활에 단단히 밀착되어 왔다.

 견우자의 성분은 수지 배당체로 팔비틴(pharbitin)을 함유하였고 그 외 지방유로 올레인(olein), 팔미틴(palmitin), 스테아린(stearin)이 들어 있고 지상부의 색소는 펠라고닌(pelargonin), 파에오닌(paeonin) 등의 성분을 함유하였다.

 견우자는 완하약(緩下藥)으로 우수한 약효를 지니고 있으며 대소변을 이롭게 하고 수종, 각기, 부종, 독충 교상(咬傷)에 생약즙액을 사용한다.

 검게 태운 견우자로 가루를 내어 참기름(胡麻油)에 이겨서 종기 태독(胎毒)에 사용하며 전초(全草)를 달여서 복용하면 류머티즘에 유효하다. 또한 신장염에 의해 부종이 올 때 이뇨제로 쓰며 하초울열(下焦鬱熱)이나 허탈증상에 견우자를 달여서 오래 복용하면 잘 낫고 천식 등에도 거담 진해작용이 있다.

 견우자는 한방에서 소아낭종(小兒囊腫)이나 소변불리(小便不利)에 「백견우산(白牽牛散)」(견우자, 감초, 귤홍, 상백피, 목통 각 3.8g)을 처방하여 복용한다.

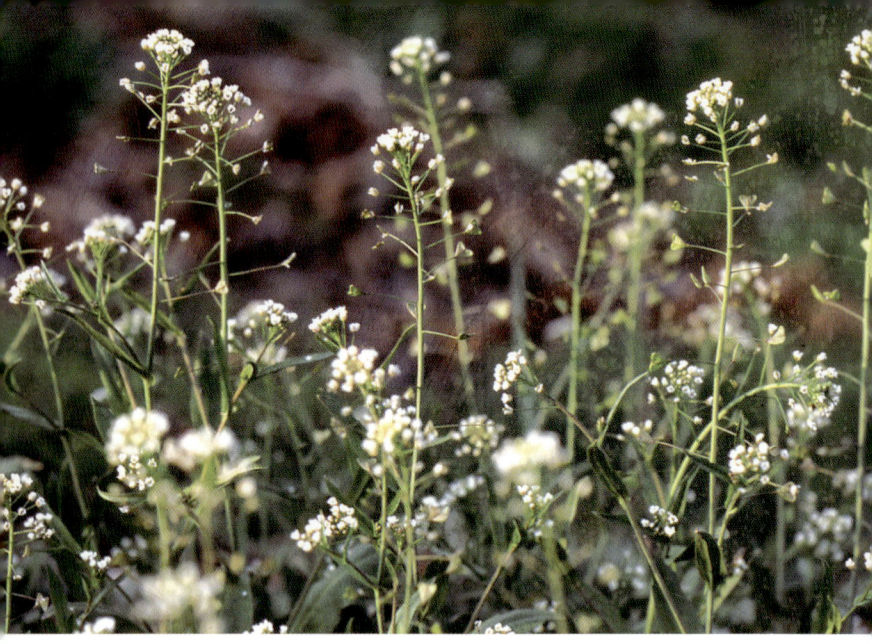

## 山野草 07 냉이(薺菜)

- 학  명 : *Capsella bursa-pastoris* L.
- 과  명 : 십자화과(Brassicaceae)
- 생약명 : 薺菜(제채), 護生草(호생초)
- 영어명 : Shepherds purse

### 강력한 지혈작용(止血作用) 있어

 냉이는 십자화과에 속하는 2년생 초본으로 이른 봄에 양지바른 곳에 돋아나는 봄나물의 일종으로 독특한 방향이 약간 풍긴다. 잎은 불규칙한 거치가 있으며 꽃은 5월경에 흰 꽃이 핀다. 잎과 뿌리를 다같이 식용하며, 민간약으로도 써왔다.

한국, 만주, 일본 등지에 분포하며 우리나라에서는 산야에 자생하고 농가에서 재배하여 어린잎은 국을 끓여 먹고 여러 가지 요리의 보조제로 쓰고 있으며 지방에 따라 냉이를 나생이, 나싱개, 제채, 호생초(護生草) 등으로 부른다.

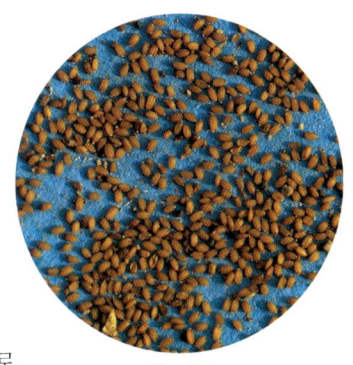

냉이 종자

이른 봄에 구수한 냉이국을 먹으면 봄냄새를 흠씬 맛볼 수 있다. 냉이는 봄에 나는 식물로 채소 중에서는 단백질의 함량이 가장 많은 것 중의 하나이며 부기실인 칼슘과 칠분 등이 많은 우수한 알칼리성 식품이다. 냉이의 전초(全草)에는 콜린(choline), 아세틸콜린(acetylcholine), 푸마르산(fumaricacid), 이노시톨(inositol) 등이 들어 있고 과피에는 디오스민(diosmin), 포도당 등이 들어 있다. 또한 단백질의 함량이 많고 무기질 및 비타민 A가 잎 속에 많이 들어 있는데 국을 끓여도 파괴되는 일이 아주 적다. 제채의 약효는 전초(全草)의 엑기스가 강력한 지혈작용을 지니고 있어 자궁출혈, 폐출혈 등의 지혈약(止血藥)으로 쓰고 있으며 「민간약」으로서는 적리(赤痢), 복통에 뿌리와 잎을 함께 불태워 재를 만들어 물에 타서 마시며 씨, 잎, 뿌리를 함께 달여서 마시면 모든 눈병을 다스리며 안질(眼疾)을 좋게 하여 눈을 밝게 하여 준다.

## 모든 눈병의 치료제(治療劑)로

「본초서(本草書)」에 냉이는 간기(肝氣)를 통리(通利)하고 내장을 고르게 하며 죽을 끓여 먹으면 피를 맑게 하고 눈을 밝게 한다. 또 냉이 씨는 오장을 보(補)하고 풍독(風毒)을 없애며 청맹(靑盲)과 목통(目通)을 다스리고 눈을 밝게 하고 열독(熱毒)을 풀어 오래 먹으면 시력이 좋아지고 이질(痢疾)에 줄기와 잎을 태워 재를 먹으면 신효하다고 나와 있다.

또한 냉이의 꽃과 씨는 살충작용이 있어서 침대 밑이나 옷장에 넣어주면 이가 없어지고 벌레가 생기지 못하고 태워서 연기를 피우면 모기와 파리 등이 접근하지 못하므로 살충제로 쓰기도 한다.

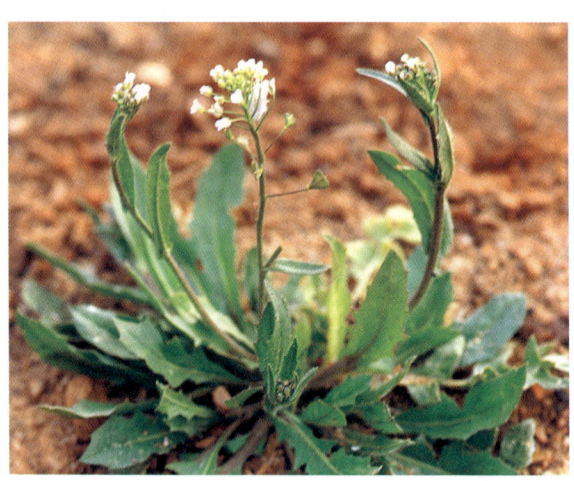

냉이 꽃

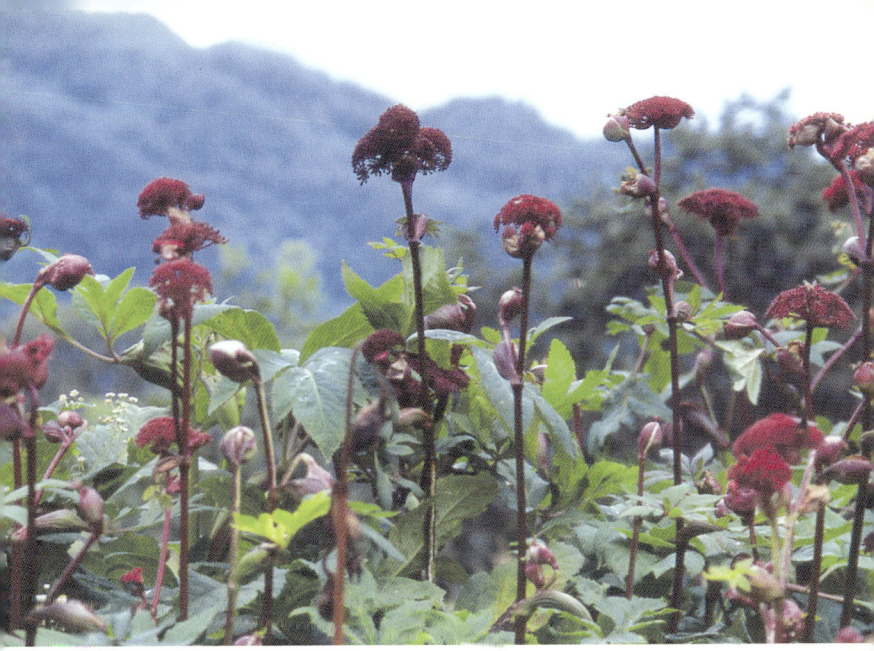

# 당귀(當歸) 08 藥草

- 학 명 : 참당귀 *Angelica gigas* Nakai
  일당귀 *A. acutiloba* Kitagawa
  중당귀 *A. sinensis* Diels.
- 과 명 : 미나리과 (Umbelliferae)
- 생약명 : 當歸(당귀)
- 영어명 : Korean angelica

## 보혈제(補血劑)의 대표적인 생약

 당귀(當歸)는 미나리과에 속하는 다년생 방향성초본의 숙근(宿根)이다. 잎은 삼출(三出)하여 쪽잎은 3~5갈래로 갈라지고 갈라진 잎은 장타원형으로 거치가 있다.

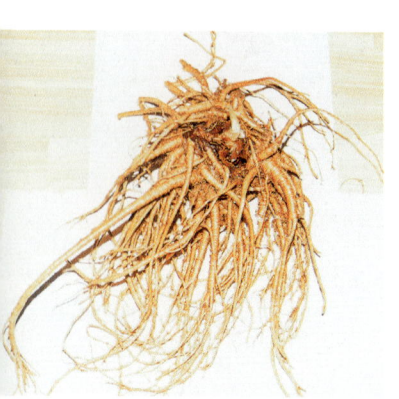
當歸(당귀)

꽃은 겹우산형 꽃차례로 줄기 끝에 8~9월이 되면 자색으로 피고 전초에는 특이한 방향을 가지고 있다. 뿌리는 비대한 주근으로부터 잔뿌리를 가지고 있고 질(質)은 유연하고 역시 특유한 방향을 가지고 있으며 약용으로 쓰고 있다.

당귀의 주산지는 일본, 중국 등지이며 우리나라에서는 전국적으로 조금씩 재배하고 있으나 황해도의 곡산, 강원도의 영월, 경북의 순흥산(産)이 유명하다.

약효는 보혈(補血)작용을 기본으로 하고 있으며 청혈(淸血)을 하기도 하고 혈액의 순환을 좋게 하기도 한다. 그래서 빈혈이나 청결치 못한 혈액 때문에 생긴 혈행(血行)장애(障碍)에서 오는 동통증(疼痛症)에 크게 활용하고 있다. 또한 장(腸)의 연동운동을 활발히 해주며, 체내의 가스를 원활히 배출시켜 충분한 영양흡수를 돕는다.

## 부인병 예방치료의 영약(靈藥)

옛날 중국의 유명한 약리학자 왕일인(旺一仁)은 이 생약이 난소의 기능을 자극 흥분시킨다고 하였는데, 이런 사실은 현대말로 배란을 촉진시킨다는 뜻이다. 또 출산 때 자궁강(子宮腔) 또는 골반의 원만한 수축 혹은 확장을 돕는 작용도 뛰어나므로 부인병을 위한 요약으로 손꼽고 있다.

한방에 꼭 이 생약이 활용되는 범위를 부인의 임신부터 출산까지에서

열거해 보면 불임증의 경우 체내에 이렇다 할 이상이 없을 때 한의학적으로 보면 임맥(任脈)이 약한 경우가 많다. 이 때 원활한 임신을 위해 이 생약이 주제로 된 「조경종옥탕(調經種玉湯)」(숙지황, 향부자 각 4.5g, 당귀, 오수유, 천궁 각 3g, 백작약, 백복령, 진피, 현호색 각 2.4g,

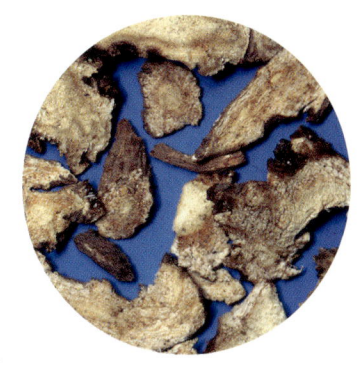

當歸(당귀)

목단, 건강 각 2.4g, 육계, 애엽 각 1.5g), 임신 후의 체력보강제엔 「팔물탕(八物湯)」(당귀, 천궁, 백작약, 숙지황, 인삼, 백출, 복령, 감초 각 동량), 산월이 가까워졌을 때 체력유시 및 원민힌 지궁 및 골반화장을 위해 복용하는 「궁귀탕(芎歸湯)」(당귀, 천궁 각 5돈), 또 출산 후 체력보강을 위한 「보허탕(補虛湯)」, 「십전대보탕(十全大補湯)」 등은 모두 당귀가 주약(主藥)으로 되어 있다.

그 외 부인의 고질적인 빈혈과 두통 치료에는 천마(天麻)라는 생약과 함께 활용하면 완전 치유를 볼 수 있다. 그래서 이 생약은 부인병의 영약으로 알려져 있다.

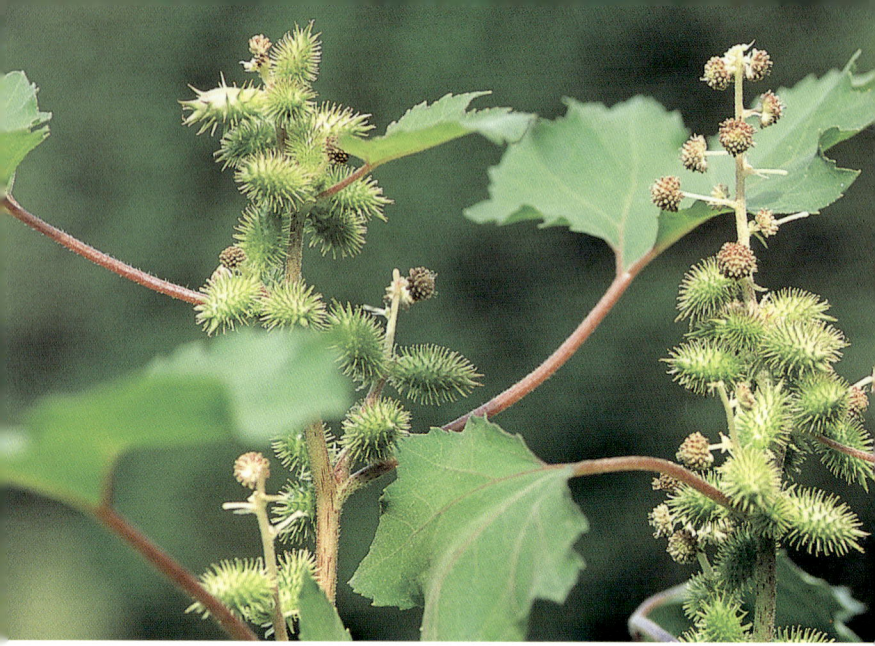

## 藥草 09 도꼬마리(蒼耳子)

- 학 명 : *Xanthium strumarium* L.
- 과 명 : 국화과(Compositae)
- 생약명 : 蒼耳子(창이자)
- 영어명 : Burweed

### 해열, 진통, 진정약(鎭靜藥)으로 사용

    도꼬마리는 국화과에 속하는 일년생초본(一年生草本)으로 전체에 강모(强毛)가 밀포하고 잎은 넓은 삼각형 모양이고 잎가에는 거치가 있다. 8~9월에 황색 두화(頭花)가 피는데 수꽃은 줄기 끝에 피고 암꽃은 밑쪽에 착생한다. 열매는 수과(樹果)로서 타원형이고 갈고리 모양의 가시가 많아서 사람의 몸에 잘 달라붙는다.

중국, 일본, 한국, 만주 등 아시아 전역에 걸쳐 분포되어 있으며 우리나라에서는 야생하는 것도 있고 전국에 재배하여 어린잎을 식용하며 열매의 씨는 창이자(蒼耳子)라 하여 약용으로 쓴다. 도꼬마리의 성분은 황색 무정형(無晶形)의 배당체 크산토스투루마린(xantosturmarin)과 그 밖에 유기산으로 리놀레인산(linoleic acid) 등 종자에는 지방유와 비타민 A 등이 다량 함유되어 있다.

약용식물로 창이자(蒼耳子)를 발한, 해열, 진통, 진정약으로 쓰는데 예부터 「민간약」으로는 종기, 독창(毒瘡) 등에 특효로 써 왔다고 한다. 줄기의 잎은 옴, 습진 등에 바르며 생즙은 개에 물린 데나 벌에 쏘인 환부에 바르면 지통약(止痛藥)이 된다. 또 온몸이 가려워 바르기 곤란할 때는 열매를 목욕탕 물에 넣어 목욕을 하면 효과를 볼 수 있다.

## 채취 시기 따라 약효(藥效) 차이 있어

「본초서(本草書)」에서 도꼬마리는 「두풍(頭風)」, 「한풍(寒風)」, 「풍습(風濕)」, 사지(四肢)의 「마비통(痲痺痛)」 등 일체의 풍(風)을 다스리며 골수를 메우고 허리 무릎을 데워주며 음부의 가려움증 등을 다스린다고 하였다.

그런데 도꼬마리는 7월 7일에는 줄기와 잎을 채취하고 9월 9일에는 열매를 따서 그늘에 말린 것이 약효가 제일 좋다고 하여 이 시기에 맞추어 채취하고 있으나 이것은 과학적인 근거보다는 이 시기가 성숙도의 절정기에 달한 것이기 때문이다. 도꼬마리 씨를 살짝 볶아서 겉 부분의 강한 털 비슷한 가시를 태워버리고 차를 만들어 매일 마시면 눈을 밝게

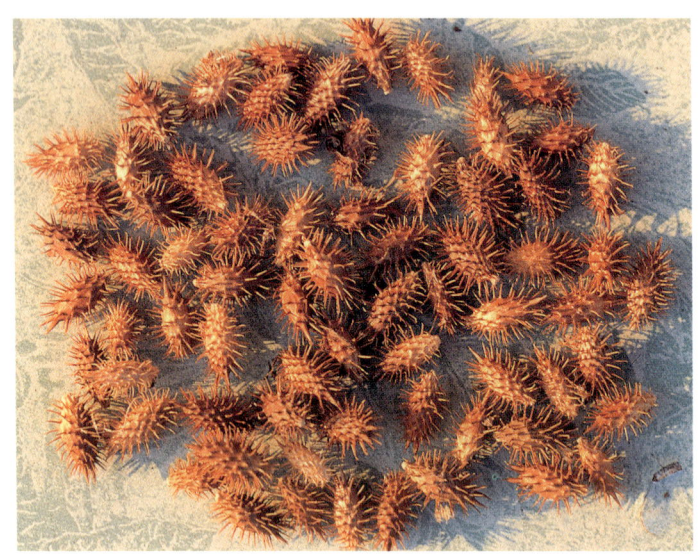

도꼬마리 종자

하고 허리가 아픈 것을 풀리게 해 준다. 「고방요법(古方療法)」에는 오래된 두통에 창이자와 천궁, 당귀를 등분하여 가루로 만들어 하루에 5g씩 물에 타서 마시면 효과를 볼 수 있다고 기록되어 있다.

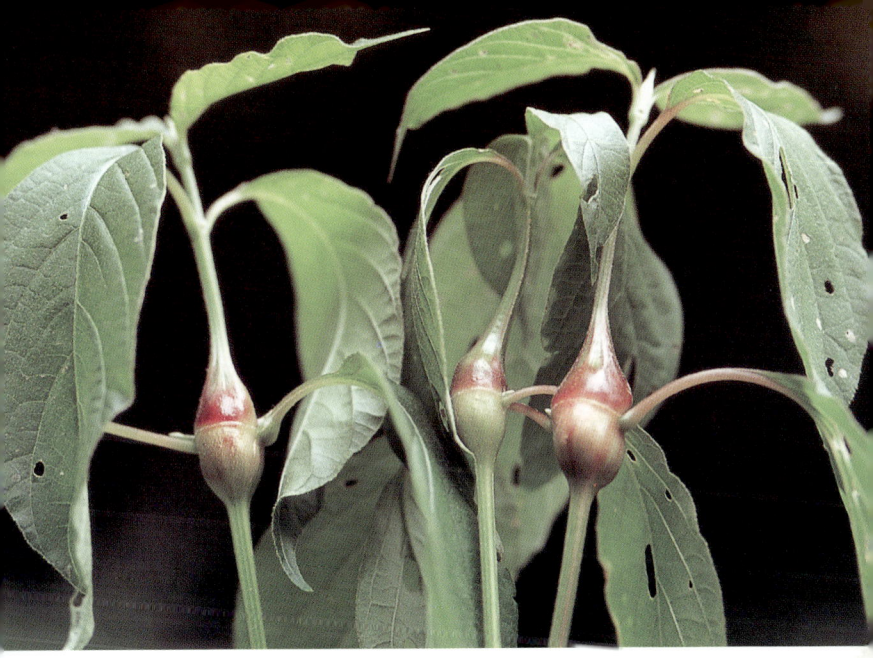

# 쇠무릎(牛膝) 10 藥草

- 학 명 : *Achyranthes japonica* Nakai
- 과 명 : 비름과(Amarantaceae)
- 생약명 : 牛膝(우슬)
- 영어명 : Achyranthes

## 신경통, 관절염에 특효

쇠무릎은 비름과에 속하는 다년생초본(多年生草本)으로 뿌리는 거친 수염 모양이고 줄기는 네모졌으며 직립하고 가지가 많이 갈라져서 크기가 1m 정도이며 마디는 볼록하게 융기되어 있다.

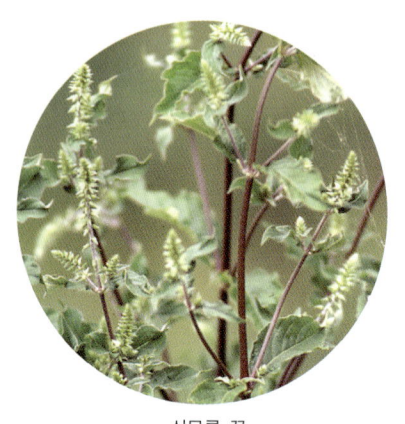

쇠무릎 꽃

잎은 마주나며 꽃은 이삭꽃차례(穗狀花序)로 줄기 끝 또는 잎겨드랑이에서 나오는데 꽃의 수가 많고 밀착하며 녹색으로 8~9월에 핀다. 과실은 포과(胞果)이며 긴 타원형으로 종자는 하나씩 들어 있다.

쇠무릎(우슬)이란 말은 줄기의 마디가 소의 무릎처럼 생겼다고 하여 붙여진 이름이며 뿌리를 약용으로 쓴다.

중국, 한국, 일본 등에 분포하고 있으며 우리나라 각지 인가 근처에 자생하고 재배하기도 한다.

우슬의 뿌리에는 식물 호르몬의 일종인 에크디스테론(ecdysterone), 이노코스테론(inokosterone)이 함유되어 있으며 그 밖에 시토스테롤(sitosterol), 스티그마스테롤(stigmasterol), 아스파라긴산, 아미노산, 호박산 등이 포함되어 있다.

우슬은 신경통, 관절염에 특이한 효과를 가지고 있으므로 민간약으로 많이 써 왔을 뿐만 아니라 현대의 생약으로 우수성을 지니고 있다. 또한 해열, 진통 작용이 있어서 학질, 인후통, 편두통, 몸살 등에도 응용하고 있다.

## 월경불순(月經不順), 산후복용에도 좋아

「신농본초경(神農本草經)」에 우슬은 흔히 상부의 혈(血)을 하행으로 이끌어주고 뇌충혈증(腦充血症)을 다스리는 데 최상의 묘품(妙品)이 된다 하였고 혈맥을 잘 통하게끔 하여 근육통, 신경통을 다스려 잘 낫게 한다고 하였다.

그리고 활혈행하(活血行下)의 작용이 있어서 월경불순, 대하증, 산후복통을 치료하고 완화상통의 작용이 있어서 각기, 관절염과 어혈, 이뇨에 효과가 뛰어나다.

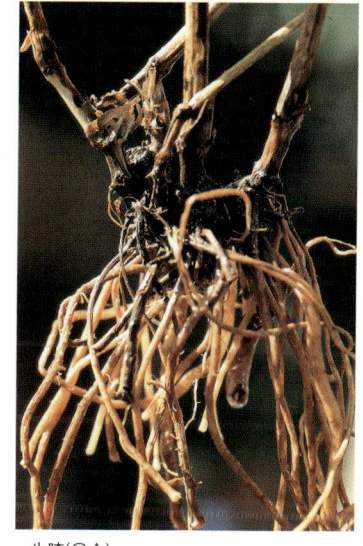

牛膝(우슬)

우슬은 급성관절염이나 운동신경의 염좌, 삐었을 때 혹은 운동 후에 관절 통증이나 골절 및 근육통에 나타나는 동통에 백탕(白湯)을 만들어 복용하고 또 우슬즙을 내어 자주 바르면 깨끗이 치유가 되는 효과가 있다.

「민간약」으로 우슬 뿌리와 골담초 뿌리를 삶은 물에 밥을 지어서 이 밥으로 술을 빚어 신경통이나 허리 아픈 데 복용하면 잘 낫는다고 전래되고 있다.

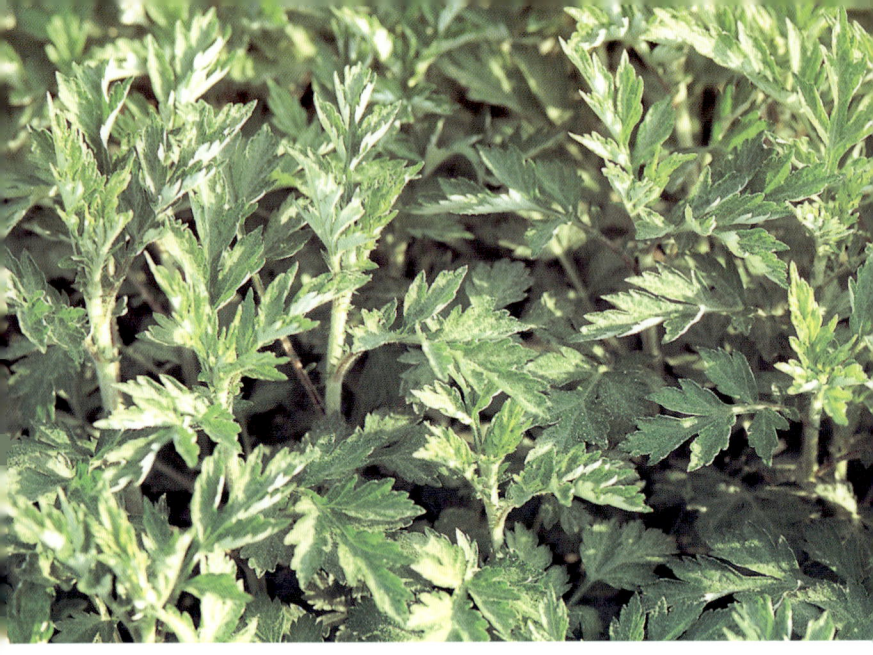

## 山野草 11 쑥(艾葉)

- 학  명 : *Artemisia asiatica* Nakai.
- 과  명 : 국화과(Compositae)
- 생약명 : 黃草(황초), 艾葉(애엽)
- 영어명 : Wormwood

## 생즙은 복통 등에 효험

　쑥은 국화과에 속하는 다년생초본(多年生草本)으로 생약명은 애엽(艾葉)이다. 이명(異名)으로는 빙대(氷臺), 의초(醫草), 황초(黃草) 등이다.
　주로 한국, 중국, 몽골, 만주, 일본 등 각국에 분포되어 들판이나 산야에 자생하고 있는데 봄철에 새 싹을 뜯어서 구미 촉진제로 쑥국이나 쑥떡을 많이 만들어 먹으며 전초(全草)는 음력 5월 단오 전후에 채취하여 말려서 약재로 쓰고 있다.

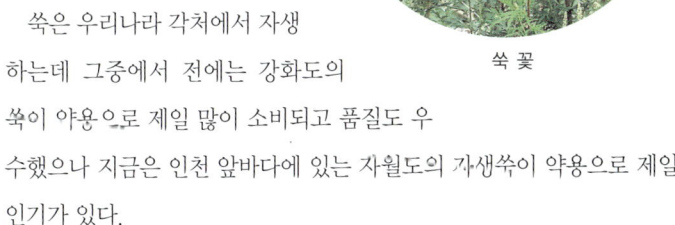

쑥 꽃

쑥은 우리나라 각처에서 자생하는데 그중에서 전에는 강화도의 쑥이 약용으로 제일 많이 소비되고 품질도 우수했으나 지금은 인천 앞바다에 있는 자월도의 자생쑥이 약용으로 제일 인기가 있다.

쑥은 바닷가나 섬에서 자생하는 쑥과 육지에서 자생하는 쑥으로 구별하는데 약용은 바닷가의 쑥이나 섬에서 자생하는 쑥을 보통 많이 사용한다. 그 이유는 해풍을 받은 쑥은 독성이 적고 향기가 없으며 잎사귀가 얇아지기 때문이다. 그리고 쑥의 채취 시기를 음력 단오 전후로 정하는 것은 이 시기에 약효가 제일 좋은 것으로 알려져 있기 때문이다.

쑥의 잎에는 약 0.02%의 정유(精油)가 함유되어 있는데 그 주성분은 시네올(cineol)이 50%이고, 그 밖에 콜린(choline), 이눌린(inulin), 아데닌(adenine), 아밀라아제(amylase), 세스키테르펜(sesquiterpene), 그리고 약간의 비타민도 함유되어 있다.

쑥은 옛날에 배가 아플 때 즙을 내어 아침 공복 시에 마시면 신효하게 잘 낫는 등 민간약 중에서도 가장 많이 쓰이면서 역사가 오래된 약이다.

# 자궁출혈, 코피의 지혈제(止血劑)

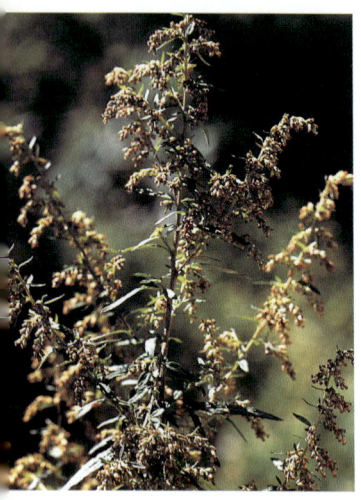

쑥 열매

「약용식물사전(藥用植物事典)」을 보면 쑥은 주로 복통, 토사 또는 지혈제로 자궁 출혈, 비혈(鼻血) 등에 응용하면 효과가 좋다고 하였다. 또 신경통, 신장염, 통경제, 감기, 인후염, 일반정장제로서도 유효하므로 일반 가정의 상비약으로 쑥을 채취해 두면 편리할 것이다.

「민간약(民間藥)」으로는 생잎을 즙을 내어 칼에 베인 데나 타박상에 바르며, 씨를 달인 물로 자궁을 보온하고 눈을 씻어 시력을 강하게 하는 데 응용하고 있다고 기록되어 있다. 임신부가 하혈이 계속될 경우, 이 쑥의 생잎을 술에 담가 음용하면 즉효가 있다. 쑥의 생약주(生藥酒)는 산기(疝氣), 대하증 치유에 효과가 좋기 때문에 여성들이 많이 만들어 먹는다.

「본초서(本草書)」에는 쑥이 기혈(氣血)을 다스리고 한습(寒濕)을 쫓으며 자궁을 데우고 모든 출혈을 멎게 해준다고 한다. 그리고 복부를 온(溫)하고 경락(經絡)을 고르게 하며 태아를 편하게 한다. 또 복통, 생리, 곽란으로 사지가 뒤틀리는 것을 다스린다고 기록되어 있다.

임상에서 응용될 수 있는 처방은 「궁귀교애탕(芎歸膠艾湯)」(당귀, 작약, 지황 각 3.5g, 천궁, 감초 각 3g, 아교, 애엽 각 2g)으로 자궁출혈, 치출혈(痔出血) 등의 하혈에 응용될 수 있고 임신중의 출혈에도 이용할 수 있다.

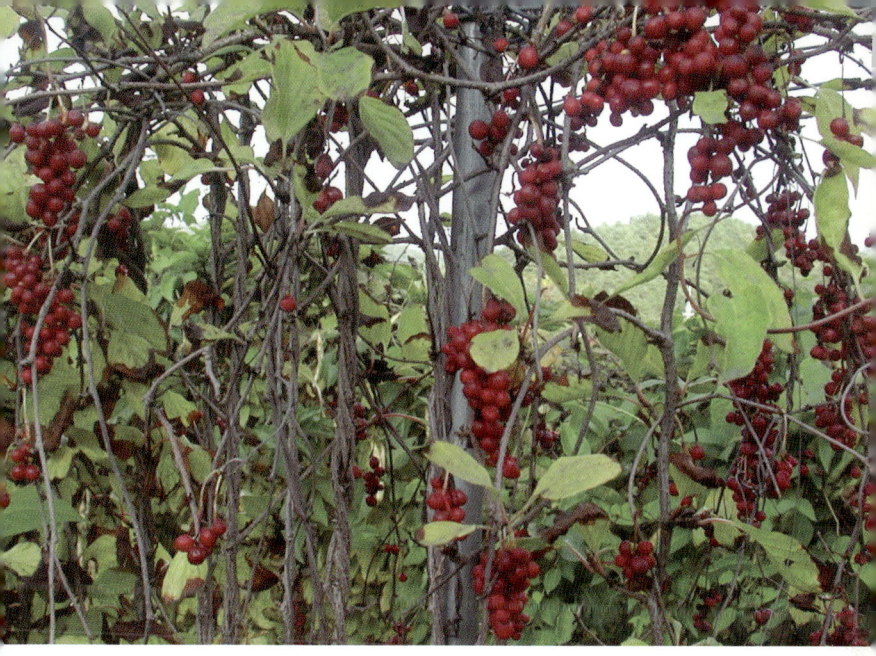

# 오미자(五味子) 12 藥草

- 학 명 : *Schizandra chinensis* Baillon
- 과 명 : 오미자과(Schizandraceae)
- 생약명 : 五味子(오미자)
- 영어명 : Chinese Magnolia Vine

## 자양강장(滋養强壯) 및 진해(鎭咳)거담(去痰)제

　오미자(五味子)는 오미자과에 속하는 낙엽활엽의 관목이며 잎은 도란형으로 끝은 급히 뾰족하고 치아 모양의 거치가 있다. 그리고 잎 뒷면에는 약간의 털이 있고 꽃은 홍백색으로 6~7월에 피며 과실은 장과(漿果)

로서 이삭 모양으로 9월에 붉게 익는다. 이 열매를 약용으로 쓰는 것이다.

중국, 일본, 대만 등과 우리나라 전역의 산야에 많이 자생하는 이 나무는 덩굴성 목본식물이다.

오미자의 열매는 독특한 방향과 신맛이 있으며 속칭 다섯 가지의 맛이 난다고 오미자라는 이름을 붙인 것이다.

껍질은 달콤하고 살은 시며 씨는 맵고 쓰고 떫은맛이 나며 잘 익은 열매는 단맛이 있고 독특한 향기가 난다. 이것을 합한 맛이 아주 좋기 때문에 사람들이 산에 올라가서 즐겨 따먹고 있는 열매이다.

오미자는 우리나라 산(産)이 제일 우량하고 약용으로서도 효과가 좋으며 오미자로 만드는 음식으로는 오미자국, 오미자편, 오미자화채, 오미자차, 오미자술 등이 있는데 근래에 와서 오미자술이 상당히 인기를 끌고 있다.

「약용식물사전(藥用植物事典)」에 보면 열매는 한방에서 내복하면 폐허해(肺虛咳) 역상기요약(逆上氣要藥)으로 자양강장제, 진해거담제 또는 수렴제로 정(精)을 증진시켜 내분비의 호르몬 분비를 촉진시킨다고 한다.

「본초서(本草書)」에서는 허로(虛勞)와 몸을 보(補)하고 눈을 밝게 하고 신장을 데우며 음(陰)을 강하게 하고 남자의 정력을 증진시킬 뿐만 아니라 소갈(消渴)을 그치고 번열(煩熱)을 없앤다. 또 주독을 풀고 기침해소를 다스린다고 기록되어 있다.

## 내분비(內分泌)호르몬 분비 촉진

오미자는 향기가 있는 열매로서 보신(補身)이 되며 더욱 오미자술은 옛날부터 정력제로 알려져 있고 민간요법에서는 오미자를 기침약으로 사용해 왔는데 오미자를 물에 담가서 추출된 물을 수시로 차(茶)처럼 마시면 기침이 잘 멎으므로 옛날부터 사용해 왔다.

「고방요법(古方療法)」으로 오미자를 가루로 만들어서 아침저녁으로 물에 타서 한 컵씩 마시면 해열(解熱) 지한(止汗)작용과 설사, 이질에도 효과가 있으며 특히 자양강장제로 한방에서는 많이 쓰고 있고, 오미자 술을 만들어 먹으면 역시 자양강장제, 진해거담약으로 효과가 있어 가정에서 많이 이용되고 있다.

오미자술 만드는 법은 다음과 같다. 술 한 되에 오미자 70g을 넣고 감미로운 설탕이나 벌꿀을 400g 정도 넣고 여기에 구기자 70g과 생강 30g을 넣고 밀봉하여 2개월 후에 건더기를 건져내면 아주 곱게 불그스레한 빛깔의 술이 되어 향긋한 향기와 상쾌한 맛뿐만 아니라 약용으로도 일품이다.

기타 용법은 오미자 20g을 물 300㎖에 끓이거나 우려서 차처럼 마셔도 좋다.

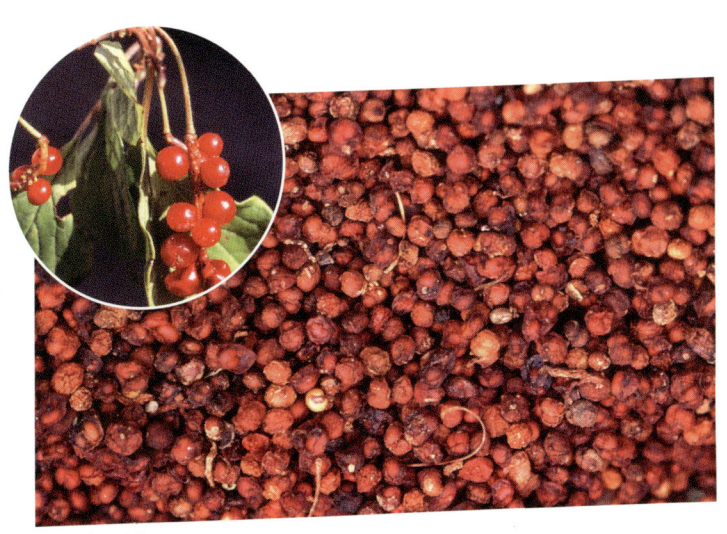

오미자 열매

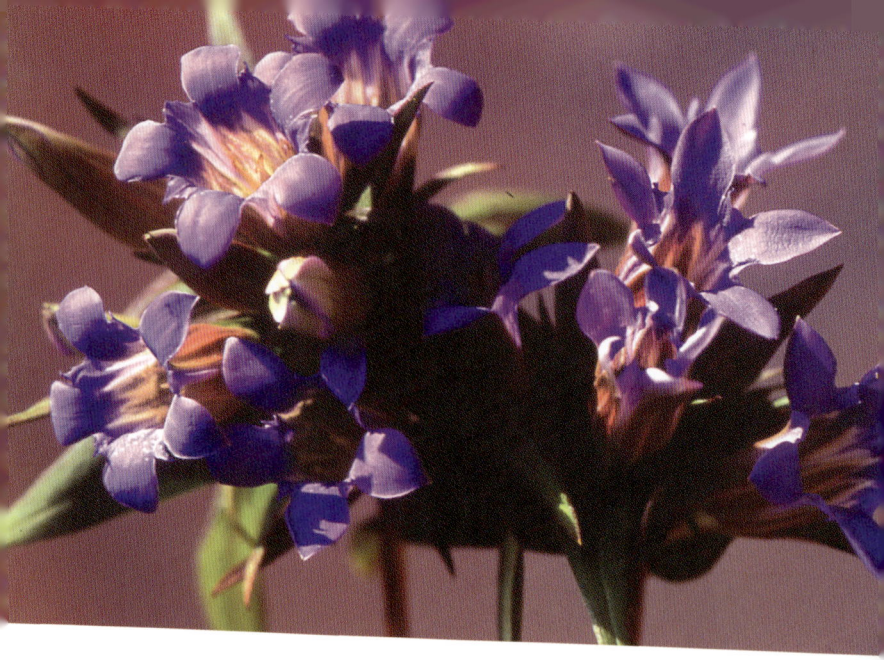

# 山野草 13 용담(龍膽)

- 학 명 : *Gentiana scabra* Bunge
- 과 명 : 용담과(Gentianaceae)
- 생약명 : 龍膽(용담)
- 영어명 : Japanese gentian

## 고미(苦味), 건위(健胃), 소염약(消炎藥)으로

　용담은 용담과에 속하는 다년생초본으로 뿌리는 수염 모양이며 줄기는 곧게 섰고 높이가 30~60㎝ 정도이다. 잎은 피침형에 서로 마주나고 분명한 3개의 맥이 있으며 끝이 날카롭고 가장자리가 깔깔하다. 꽃은 줄기 끝 잎겨드랑이에 정생(頂生)하였고 꽃부리는 종형(鐘形)이고 5열로 되었으며 꽃잎의 조각은 짧은 삼각상 난형(卵形)에 끝이 날카로운 5갈래로 보기 좋게 갈라져 있다. 열매는 삭과(蒴果)로 2각편으로 벌어지며 종자는 날개가 있고 꽃은 자색이며 8~10월에 핀다. 중국, 일본 등 동남아 각지에 분포하며 우리나라에서는 각지에서 산출하나 특히 제주도에서 많이 생산된다.

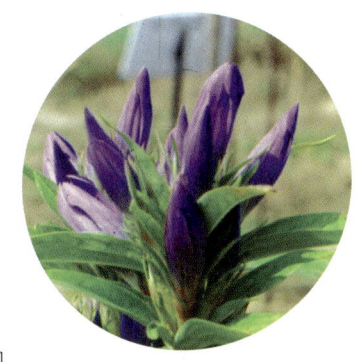

용담 꽃

용담의 이명(異名)으로는 초용담, 고담, 담초, 용담초 등이 있으나 한방에서는 용담(龍膽)이라 부르고 있으며 용담은 용담의 뿌리를 채취하여 건조한 것을 약용으로 쓰고 있다. 성분은 겐치오피크로사이드(gentiopicroside)의 고미배당제와 겐치아닌(gentianine)의 알카로이드를 함유하고 있고 겐치오비오스(gentiobiose), 겐치아노스(gentianose)의 2당류와 3당류 등을 포함하고 있다.

용담의 약효는 고미건위 소염약으로 식욕부진, 소화불량, 십이지장염, 결막염, 방광염, 황달, 간담열(肝膽熱), 요도염 등에 사용한다.

## 간장염(肝臟炎)에 의한 황달(黃疸)도

용담의 맛이 아주 쓰므로 구미촉진제 겸해서 소화제로 널리 쓰고 있으며 간장 질환으로 유발한 황달을 치료해 주고 학질(말라리아)의 발열에도 이용한다.

그리고 방부작용이 있어서 소량을 식전에 복용하면 위액분비를 촉진하여 건위의 효과가 있으나 식후에 복용하면 도리어 위의 기능을 감퇴케 하여 분비가 감소하며 다량인 때는 소화장애를 일으켜 두통이 있고 안면에 홍조가 나타나고 혼수에 빠지는 경향이 있으니 복용에 주의를 요한다.

한방에서는 용담에 황백, 인진쑥을 배합하여 황달을 치료하며 음부(陰部)양통(痒痛)과 요도방광염(尿道膀胱炎)에도 「용담사간탕(龍膽瀉肝湯)」(용담, 시호, 택사 각 4g, 목통, 차전자, 적복령, 당귀, 황금, 감초 각 2g)을 처방하여 복용한다.

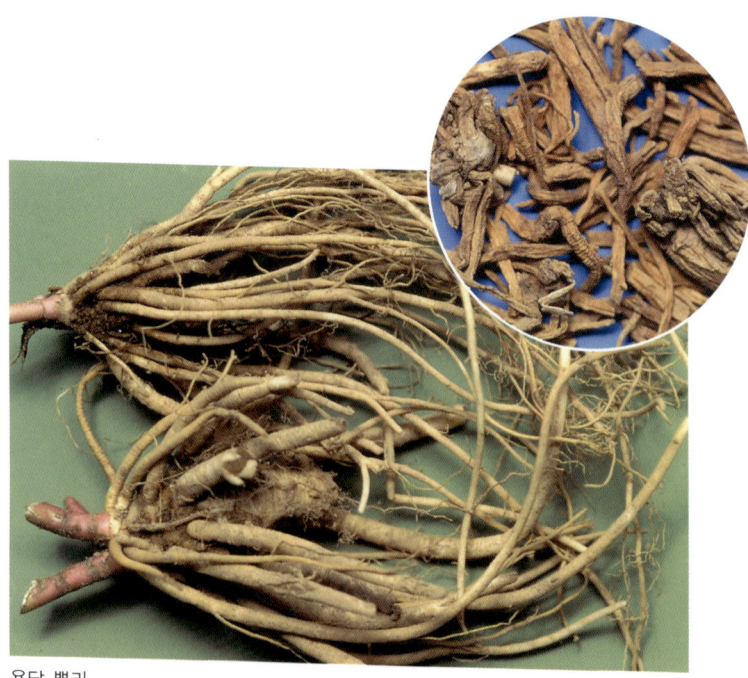

용담 뿌리

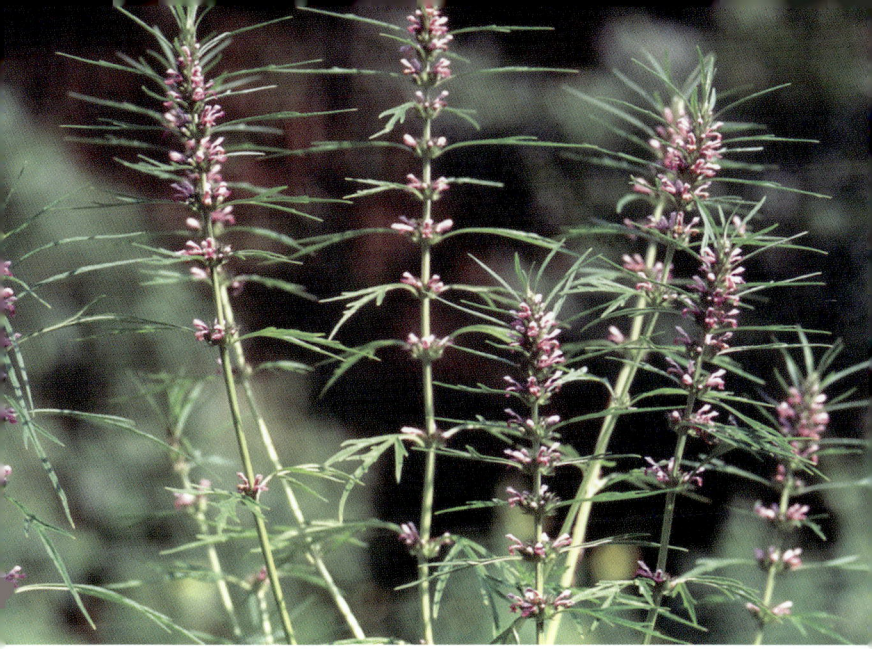

# 익모초(益母草) 14 藥草

- 학 명 : *Leonurus sibiricus* L.
- 과 명 : 꿀풀과(Labiatae)
- 생약명 : 益母草(익모초)
- 영어명 : Mother wort

## 부인과(婦人科) 질환의 치료약

익모초는 꿀풀과에 속하는 월년초(越年草)로서 전주에 털이 없거나 혹은 짧은 털이 산포되어 있으며 줄기는 모가 나고 직립하여 가지가 갈라졌고 잎은 마주난다.

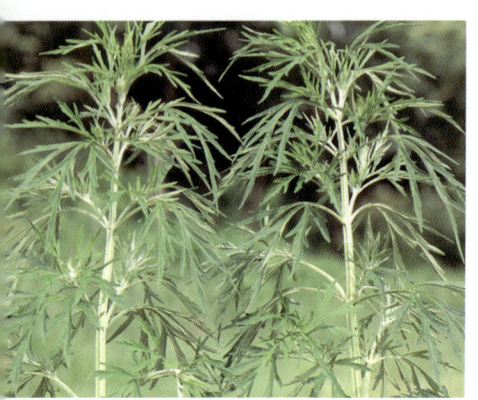
익모초 잎, 줄기

잎자루가 길고 뿌리잎은 다소 원형이며 깊게 갈라졌거나 결각상(缺刻狀)인 뭉툭한 톱니가 있고 줄기잎은 우상으로 심열(深裂)하고 있다.

꽃은 가지의 잎겨드랑이에 윤상화서(輪狀花序)로 다수 밀착하였으며 꽃부리는 입술 모양이고 연한 홍자색으로 8월에 핀다.

익모초는 전초와 종자를 각각 약용으로 쓰는데 첫해에 자란 것은 약용으로 쓰지 않고 2년째 된 것부터 약용으로 쓴다.

중국, 일본 등 동양 각지에 분포되어 있으며 우리나라에서는 전국 각지의 산야에 자생하는데 익모초의 종자를 충울자(茺蔚子)라고도 한다.

익모초의 성분은 잎과 꽃은 레오누린(leonurine)이라는 결정성 고미질과 기타 지방유, 수지 등이 함유되어 있으며 기타 피토스테롤(phytosterol), 라우린산(lauric acid), 리놀산(linolic acid), 올레인산(oleic acid), 레오누리딘(leonuridine) 등도 들어 있다. 그리고 악취나는 성분의 장뇌분(粉)이 포함되어 있다.

익모초는 한방에서 부인과 질환(婦人科疾患)의 요약으로 자궁수축작용(子宮收縮作用)과 지혈작용(止血作用), 이뇨작용(利尿作用) 등에 널리 쓰이고 있다.

## 월경불순, 산후복통에 진정제

월경불순이나 산후복통 등에 진정작용이 있어서 전초(全草)를 전제(煎劑)로 하여 복용하며 마른 꽃은 부인병의 혈증일체(血症一切)를 치료하고 경엽(莖葉)은 풍열(風熱)을 막아주고 눈을 밝게 하여 준다.

그리고 종자는 안병(眼病)이나 종독(腫毒), 이뇨(利尿) 등에 효과가 있고, 끓는 물에 화상을 입은 데도 치유를 잘 시켜준다.

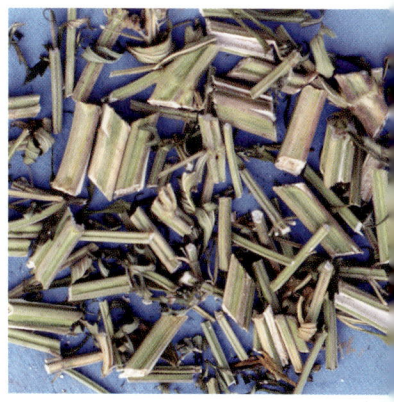
익모초

부인들의 대하증·냉증에도 익모초 6~12g을 백낭(白湯)으로 하여 복용하면 좋다. 민간약으로는 소변에 선혈(鮮血)이 섞여 나올 때 익모초를 말려 가루로 만든 것을 2g씩 하루에 3번씩 복용하면 잘 낫는다고 「본초서(本草書)」에 기재되어 있다.

익모초는 부인병의 영약(靈藥)으로 부인들의 자궁출혈 등에 「익모초탕(益母草湯)」(익모초, 백출 각 7.5g, 당귀, 천궁, 백작약, 숙지황, 진피, 향부자, 아교, 합분 각 5.5g, 현삼, 포황 각 3g, 감초 2g)을 만들어 복용한다. 기타 복용방법은 약재 20g을 물 500㎖로 달여서 반으로 줄면 복용한다.

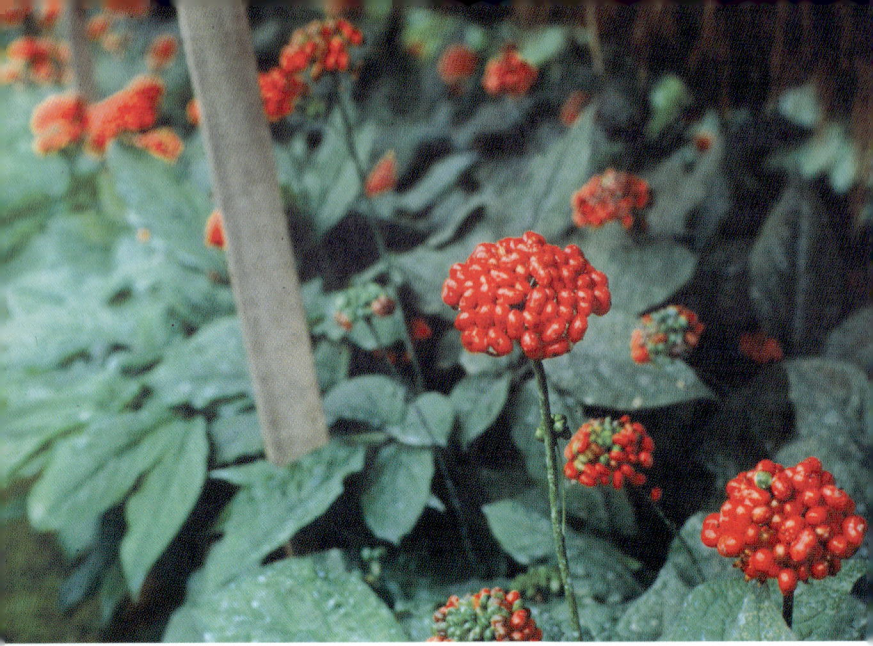

## 藥草 15 인삼(人蔘)

- 학  명 : *Panax ginseng* C.A. Meyer
- 과  명 : 오가피과(Araliaceae)
- 생약명 : 人蔘(인삼)
- 영어명 : Korea ginseng

### 병약자 강장(强壯), 강정제(强精劑)로

 인삼(人蔘)은 오가피과(五加皮科)에 속하는 다년생초본으로 줄기의 높이는 60cm 내외이고 근경은 짧고 마디가 있으며 비대한 백색 다육의 뿌리가 분지(分枝)되어 있다.

줄기 끝의 잎은 긴 잎자루에 윤생(輪生)하며 다섯 개의 작은 잎으로 이루어지는 장상복엽(掌狀複葉)이며 작은 잎은 장란형(張卵形) 또는 타원형에 선단이 뾰족하고 잎 가장자리에 거치가 있다. 꽃은 산형화서가 긴 꽃자루로 된 줄기 끝에서 피는데 초여름에 담황록색의 오판화(五瓣花) 꽃이 핀다. 열매는 장과로서 납작한 구형으로 성숙한다.

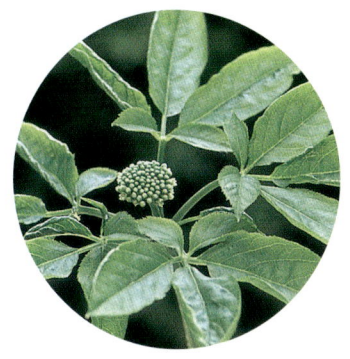

인삼 꽃과 잎

보통 4~5년의 인삼을 조제에 따라 밭에서 채취한 그대로의 생근을 수삼(水蔘)이라 하고, 생근의 세근과 코르크 피(皮)를 벗겨서 양건(陽乾)한 것을 백삼(白蔘)이라 하며, 껍질째로 증열(蒸熱, 열처리 증기로 쪄서)하여 화건(火乾), 일건(日乾)한 것을 홍삼(紅蔘)이라 하여 우리나라에서는 전매품으로 취급하고 있다.

인삼은 중국이 원산으로 만주, 소련, 일본, 한국 등에 재배하고 있는데 우리 한국산은 고려인삼이라 하여 세계적으로 가장 유명하다.

## 당뇨병(糖尿病) 치료에도 효과

인삼은 강장(强壯), 강정(强精) 및 건위약으로, 위의 쇠약으로 인한 신진대사 기능의 감약에 따르는 식욕부진, 소화불량, 구토, 설사 그 밖에 병약자에 사용한다.

생리작용으로 인공적 혈당 및 뇨당을 억제하는 작용이 있고 대뇌에 대하여 진정작용이 있어 연수의 제(諸) 중추 즉 혈관운동, 중추 및 호흡

중추에 대하여 소량은 흥분, 대량은 마비작용이 있어서 인체의 신진대사를 항진시키고 이뇨 작용도 현저하게 나타난다.

현대 의학적인 임상효과를 종합해 보면 소화기계통질환, 순환기계통, 신경계계통, 피부질환, 정력감퇴, 허약증상 등 각종 질환에 유효한 것으로 밝혀져 있으나 아직도 인삼의 신비가 완전히 밝혀졌다고는 할 수 없다. 그러므로 앞으로도 국내외 학자들에 의해 인삼의 신비한 약효성분에 대한 연구가 활발히 진행되어야만 할 것이다.

한방에서 인삼을 응용한 대표적인 방제는 「사군자탕(四君子湯)」(인삼, 백출, 백복령, 감초 각 4g)이며 원기와 비위장(脾胃腸)이 허약할 때, 식욕감퇴, 사지무력, 구토, 하리 등에 쓴다. 가정에서는 말린 인삼 20g 정도를 물 300㎖로 달이거나 맥문동, 오미자와 함께 달여 복용하면 좋다.

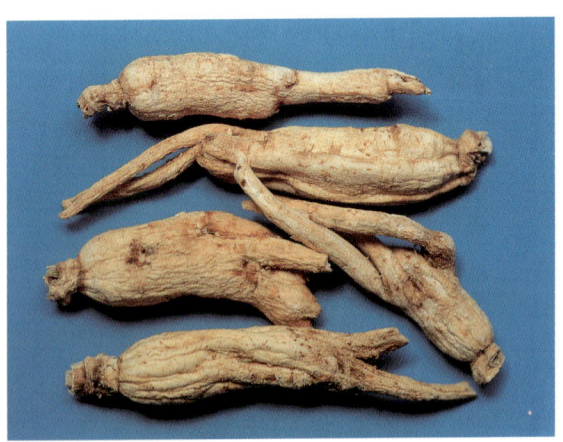

人蔘(인삼) 乾蔘(건삼)

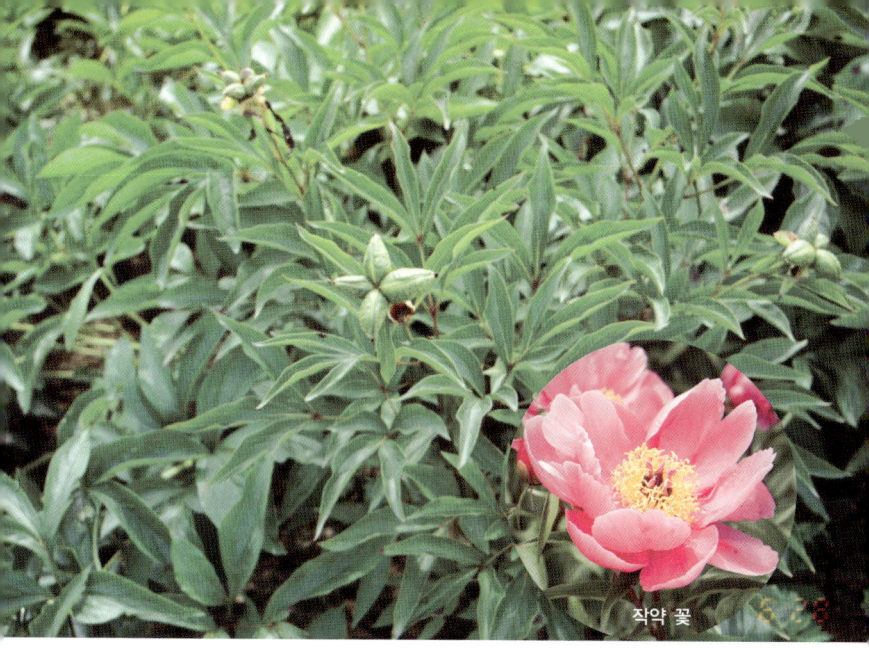

작약 꽃

# 작약(芍藥) 16 藥草

- 학  명 : *Paeonia albiflora* Pall.
- 과  명 : 미나리아재비과
- 생약명 : 芍藥(작약)
- 영어명 : Chinese peony

## 거담(去痰), 해열(解熱) 및 진경(鎭痙), 진통제(鎭痛劑)

  작약은 미나리아재비과에 속하는 다년생숙근(宿根)초본으로 줄기는 곧게 뻗어나고 가지가 갈라져 있다. 잎은 어긋나게 호생(互生)하여 밑의 잎은 잎자루가 길고, 거듭 우상(羽狀)으로 갈라져 있으며 털이 없고 매끈

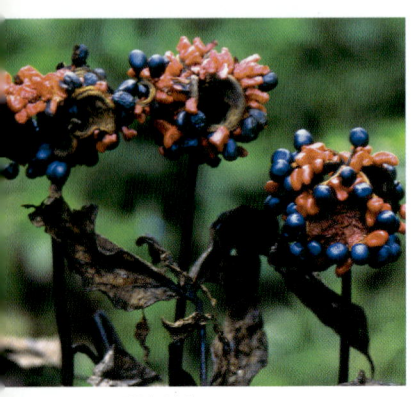
작약 열매

매끈하다. 꽃은 가지 끝에 각각 한 송이씩 정생(頂生)하며 대형이고 홍색 또는 백색으로 5~6월에 핀다.

뿌리는 곧고 길며 방추형으로 다수이고 절단면은 적색을 띠는데 이 뿌리를 약용으로 쓴다.

작약은 생약명(生藥名)으로 작약(芍藥)이라고 하는데 두 종류가 있다. 즉 백색을 백작약(白芍藥) 담갈색을 적작약(赤芍藥)이라 하고 그 뿌리는 모두 다 약용으로 쓴다. 성분은 안식향산, 아스파라긴, 미량의 타닌산 및 다량의 전분을 함유하고 있으며 배당체로서 파에오니플로린(paeoniflorin), 파에오닌(paeonine) 등도 함유되어 있다.

작약의 주성분인 안식향산을 동물에 대량 투여하면 처음에는 경련을 일으키고 나중에는 중독성 마비를 일으켜 결국은 죽게 된다. 그러나 그 독성은 석탄산에 비해서 약한 작용이다.

인체에 소량을 투여하면 현저한 증상은 없으나 10~15g에 이르면 체온이 하강하고 두부중감(頭部重感), 위장(胃腸)에 자극증상이 일어나고 동시에 경부(頭部)에 지속성 가열감각(苛烈感覺)을 일으켜 이로 인하여 해수가 생긴다.

## 부인병의 제 증상에 양약(良藥)

또한 항균작용이 있으므로 적리균, 장티푸스균, 폐렴구균, 포도상균,

디프테리아균, 결핵균, 호열자균 등에 대하여 살균력이 있는 것으로 알려졌다.

일반적인 작약의 효용은 거담, 진정, 진경, 진통, 해열약으로서 비장근(脾臟筋) 경련성동통, 위장연동항진으로 복통, 적리, 세균성 감염 등에 유효하다. 그리고 지한작용(止汗作用)이 있으며 여성들의 월경불순, 생리통, 하복부 요통, 대하증, 갱년기장애에 주기적인 호르몬 분비의 불균형, 산전 산후의 쇠약, 생리기능의 부전, 수족냉증, 혈행불순 등의 제 증상에 유효하다.

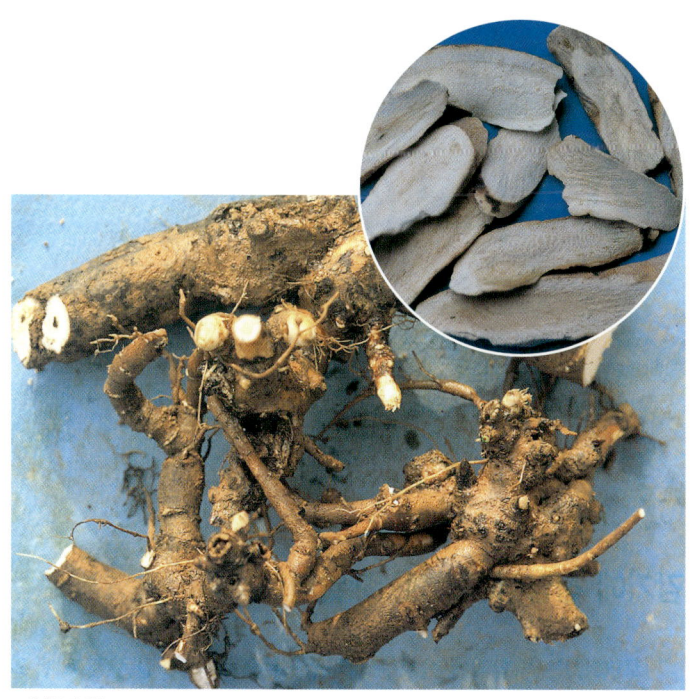

芍藥(작약)

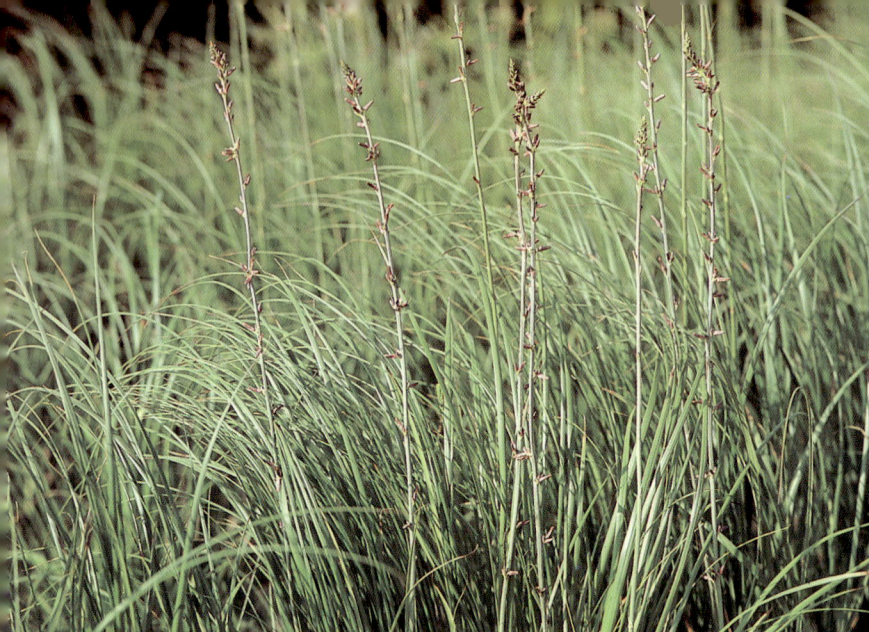

# 藥草 17 지모(知母)

- 학 명 : *Annamorena asphodeloides*
- 과 명 : 백합과(Liliaceae)
- 생약명 : 知母(지모)
- 영어명 : Anemarrhena

## 감기에 청양성(淸凉性) 해열제로

지모(知母)는 백합과에 속하는 다년생초본으로 뿌리 밑은 짧고 굵으며 가로 뻗고 꽃줄기는 직립하고 줄기 위에는 난형이고 끝이 가는 포엽(苞葉)이 달려 있다.

잎은 근생(뿌리에서 올라온 것) 하였으며 좁은 선형(線形)이고 잎밑이 칼집 모양으로 끝은 날카롭고 딱딱하며 표면은 오목 들어갔고 뒷면은 다소 광택이 있다.

꽃은 이삭꽃차례로서 줄기 끝에 정생(頂生)하며 열매는 삭과(蒴果)로 장타원형이고 종자는 성숙하면 흑색으로 된다.

약용으로 쓰는 부분은 근경으로, 근두(根頭)에는 잎의 흔적 및 잘라버린 잔엽(殘葉)이 있고 외면은 황갈색의 유연모(毛) 같은 인편이 있으며 특이한 취기가 있다.

지모의 원산지는 중국으로 일본, 한국 등지에서 재배하며 우리나라에서는 한약재의 원료로 농가에서 많이 재배하여 외국으로 수출도 하고 있다.

성분은 사포닌의 주성분인 아스포닌(asphonin)을 함유하며 스테로이드사포닌인 사르사사포게닌(sarsasapogenin)과 말코게닌(marko-genin)을 함유하고 있다. 그 외 잎에는 만기페린(mangiferin)을 함유한다.

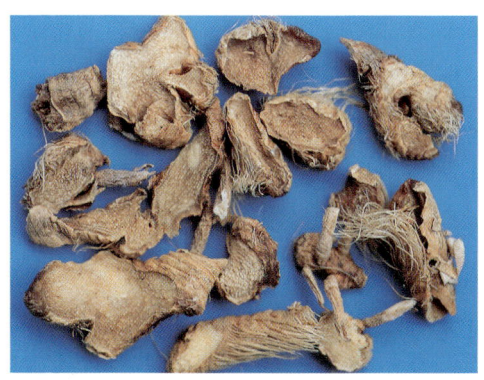

知母(지모)

## 요통(腰痛), 사지통(四肢痛) 등에도 효과

지모는 청량성 해열제로서 해갈, 청열, 소염, 거담, 이뇨, 소종, 살균 작용이 있으므로 상한(傷寒), 발진, 상한폐렴(傷寒肺炎) 등의 발열, 구갈, 신장성 수종과 만성기관지염, 결핵의 조열(潮熱) 등에 적용한다.

거담, 진해뿐만 아니라 감기로 인한 해열, 두통, 몸살 등에 유효하며 요통, 사지통 등에 효과가 있다.

「동의보감(東醫寶鑑)」에는 지모가 신기(腎氣)허손(虛損)을 다스리고 소갈(消渴)을 그치게 하고 소장(小腸)을 통하여 소담 지수하고 심폐(心肺)의 부종을 낫게 하며 산후의 고통을 덜어주고 또 화열(火熱)을 사(瀉)하고 신수(腎水)와 방광이 냉한 것을 보익한다고 기록되어 있다.

한방에서는 상한(傷寒)으로 인한 대변 불쾌 및 누런 소변이 나오는 증상에 「시호작약탕(柴胡芍藥湯)」(생지황 5g, 인삼, 시호, 백작약, 황금, 지모, 맥문동 각 3.75g, 지각 3g, 감초 1g, 생강 3쪽)을 처방한다.

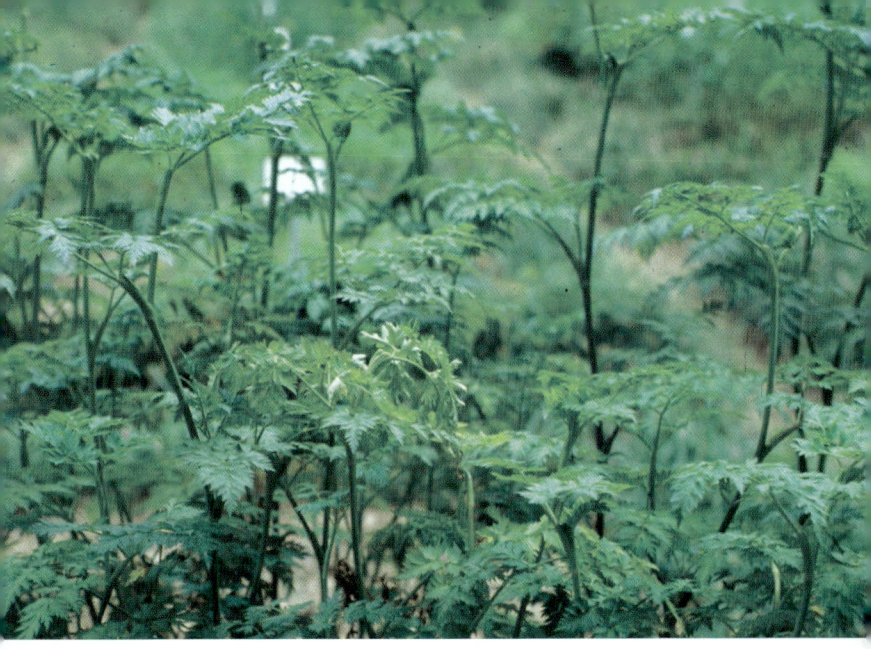

# 천궁(川芎) 18 藥草

- 학 명 : *Cnidium officinale* Makino
- 과 명 : 미나리과((Umbelliferae)
- 생약명 : 川芎(천궁)
- 영어명 : Szechuan Lovage

## 진통(鎭痛), 진정약(鎭靜藥)으로 특효

　천궁(川芎)은 미나리과에 속하는 다년생초본으로 크기는 30~60㎝ 정도이다. 잎은 깃꼴겹잎(羽狀複葉)이고 작은 잎은 난상(卵狀) 피침형이며 뚜렷한 거치가 많다.

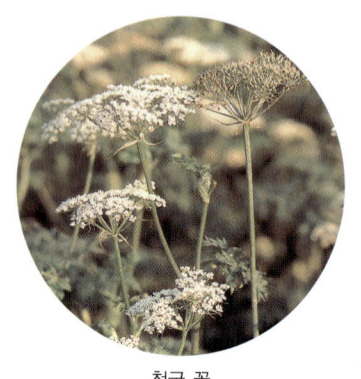

천궁 꽃

8월경에 줄기 끝에서 겹우산형 꽃차례로 흰 꽃이 피고 과실은 타원형이며 약용 부분은 근경이다.

천궁은 근경을 열탕에 담근 후에 건조한 것이며 괴상을 이루고 결절(結節)이 있고 당귀와 같이 유사한 특유의 향기가 있다.

중국이 원산으로 일본, 한국 등 동양각지에서 야생하고 있으며 우리나라에서는 전국적으로 재배되고 있고 함경남도, 강원, 경기 산의 품질이 매우 양호하다고 한다.

성분은 휘발성 정유를 함유하고 있으며 주성분은 크니디라이드(cnidilide), 크니디움락톤(cnidiumlactone), 리구스틸라이드(ligustilide) 등이다.

천궁의 약효는 방향성 통경약으로 보혈, 진정, 진통의 효과가 뛰어나 당귀와 함께 부인과의 대표적인 생약이다.

그리하여 자궁의 이상경련에 진통, 진정의 효과를 나타내며 또한 위통, 두통, 어지러움 등에 효과적으로 활용하고 있다.

## 자궁수축(子宮收縮), 지혈작용(止血作用)도 있어

한방에서는 이상과 같은 약효로 응용하여 왔지만 생약의 개발로 인하여 새로운 성분과 약리작용이 밝혀짐에 따라 천궁의 정유(精油)가 대뇌 활동을 억제하고 연수호흡중추, 혈관운동중추, 척수반사중추의 흥분작용을 나타내는 것이 밝혀졌다.

또한 심장한에 대하여 마비작용을 일으키는데 이것은 주위 혈관에 대하여 직접 확장하는 작용으로서 대량 사용 시에는 혈압을 강하시키는 까닭이다. 뿐만 아니라 평활근에 대한 작용은 동물실험 결과 소량이면 잉태한 자궁에 자극하여 수축이 강대하고 대량이면 교감신경이 마비되어 자궁의 수축이 정지된다.

그래서 천궁은 자궁수축작용이 있으므로 산후에 복용하면 지혈작용을 일으키고 신경중추를 마비시키므로 진통, 진경, 진정약으로 응용하여 탁효를 보고 있다.

「동의보감(東醫寶鑑)」에 따르면 임산부가 출산일이 가까워졌는데도 골반이나 자궁확장이 원활치 못하고 여러 가지 통증이 따를 때 원만한 골반 또는 자궁 기타의 확장과 통증을 제거하기 위하여 「궁귀탕(芎歸湯)」(천궁 15g, 당귀 22.5g)을 복용하면 좋다고 하였다.

한 가지로 끓일 때는 천궁 12~20g을 물 300㎖를 달여 식사 중간에 복용한다.

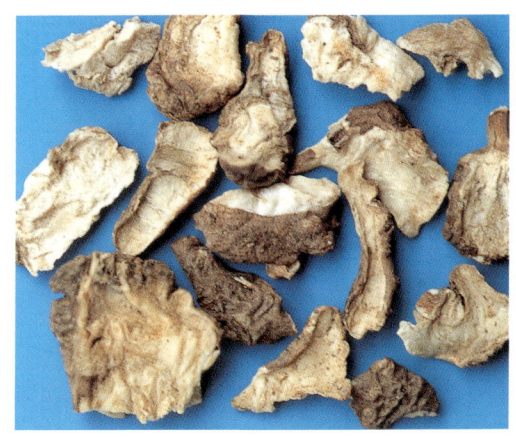

川芎(천궁)

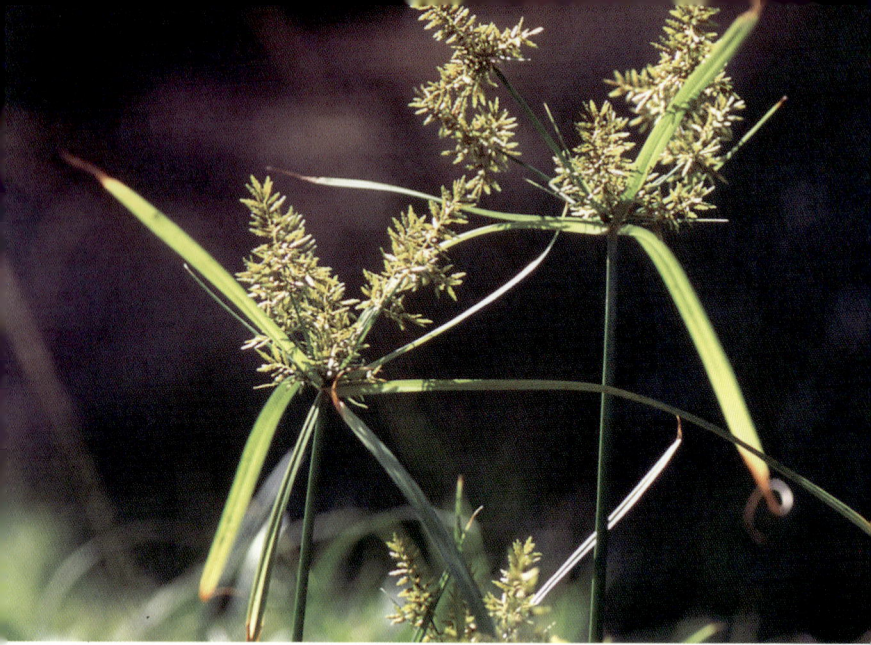

# 藥草 19 향부자(香附子)

- 학 명 : *Cyperus rotundus* L.
- 과 명 : 사초과(Cyperaceae)
- 생약명 : 香附子(향부자)
- 영어명 : purple nutsedge, nutgrass

## 방향성(芳香性) 건위약(健胃藥)으로

 향부자(香附子)는 사초과에 속하는 다년생초본(多年生草本)으로 뿌리줄기는 가지를 뻗으면서 군데군데 괴경이 생기고 살(肉)은 백색에 향기가 있다. 잎은 어긋나게 호생(互生)하며 꽃은 산형화서로 7~8월에 핀다.

향부자는 근경의 세근(細根)을 태워 없애고 말린 것을 약용으로 쓴다. 이 향부자를 「작두향(雀頭香)」이라고도 하는데 중국 상고시대 강표전(江表傳)에 의하면 위나라 문제(文帝)가 오(吳)나라에 사신을 보냈는데 사신은 이 생약의 이름을 모르고 그저 생김새가 참새머리처럼 생겨 향기로운 것이라 하여 임기응변으로 「작두향(雀頭香)」이라 지어 보고했다고 한다.

향부자는 많은 양의 정유를 함유하고 있는데 주성분이 시퍼렌(cyperene), 시퍼롤(cyperol), 이소시퍼롤(isocyperol), 시퍼로툰돈(cyperotundone) 등이다.

이 약효는 조경(調經), 진정(鎭靜), 진통(鎭痛)약이며 방향성 건위약이다.

즉 여성의 월경을 조절하고 월경불안, 초조 등 심적 변화를 진정하고 통증을 제거하며 소화불량, 구토에도 효과적이다. 임상에서는 여러 가지 울화로 우울, 초조, 흉비, 흉협통, 복통, 구토 등의 증상을 개선하는 이기해울(理氣解鬱)과 화위화습(和胃化濕)의 요약으로 「육울탕(六鬱湯)」(향부자 6g, 천궁, 창출 각 4.5g, 진피, 반하 각 3g, 적복령, 치자 각 2.1g, 사인, 감초 각 1.5g)을 사용한다.

## 여성의 월경(月經) 등을 조절

여성의 경우 사소한 일에도 심장의 박동이 심하여 정신적으로 불안하고 놀라기를 잘할 때 한약에서 흔히 활용하고 있는 「가미온담탕(加味溫膽湯)」(향부자 9g, 귤피 4.5g, 반하, 지실, 죽여 각 3g, 인삼, 백복령, 시호, 길경, 맥문동 각 2.2g, 생강 3쪽, 대추 2개)이란 처방도 이 생약의 약효를 잘 활용한 처방이다.

「본초강목(本草綱目)」에서 "남자는 축적함이 없고 여자는 정지하므로 쌓여서 충만해진다. 충만해진다는 것은 가득함인데 가득해지면 넘치게

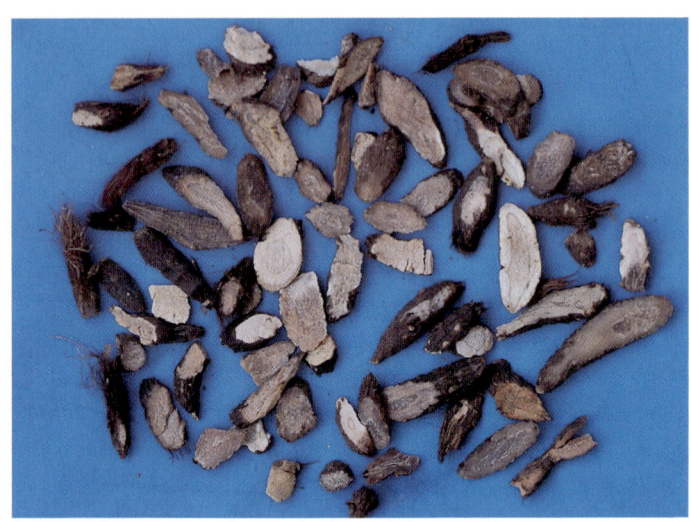

香附子(향부자)

마련이다. 그래서 월경이 생기게 되는 것인데 이는 마치 달이 차면 기우는 것과 같은 이치다"라고 비유 설명하였다.

그러나 그렇지 못한 것을 두고 불순(不順), 불조(不調)라고 하는데 향부자가 이것을 정상적으로 조절해 주는 역할을 한다.

가정에서는 하루에 향부자 12g 정도를 물 300㎖에 달여서 마신다.

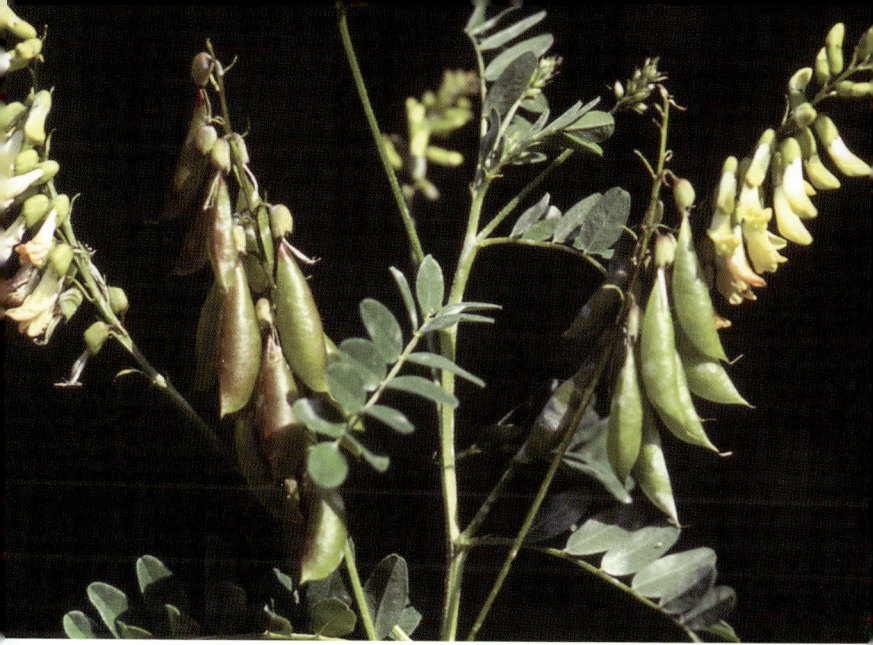

# 황기(黃芪) 20 藥草

- 학 명 : *Astragalus membranaceus* Bunge
- 과 명 : 콩과(Leguminosae)
- 생약명 : 黃芪(황기)
- 영어명 : Hedysarum

## 허약자에게 보기강장제(補氣强壯劑)

　황기는 콩과에 속하는 다년생초본으로 전주(全株)에는 부드러운 털이 있다. 뿌리는 비대한데 땅속에 굵고 길게 내리뻗는다. 줄기의 높이는 1m 정도이다.

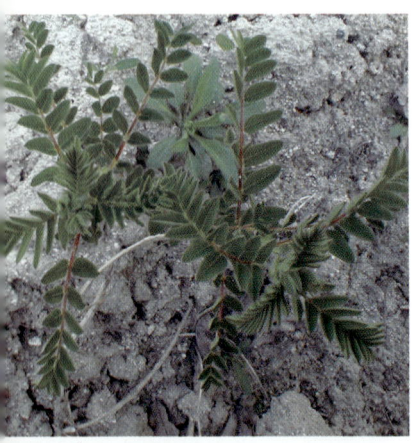
황기 생육 초기

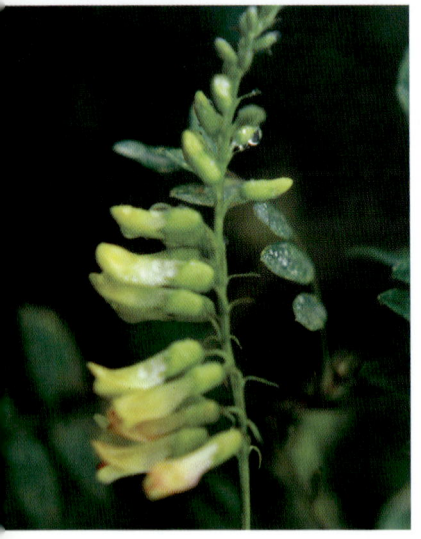
황기 꽃

잎은 어긋나게 호생(互生)하고 잎자루가 짧고 깃꼴겹잎(羽狀複葉)을 이루고 있으며 꽃잎은 6~11쌍을 이루고 있다. 꽃은 7~8월에 총상화서를 이루어 다수화(多數花)를 밀착하여 담황색의 꽃이 피며 과실은 협과(莢果) 꼬투리로 여는 열매인데 다소 도란상 타원형을 이루고 광택이 있다.

중국이 원산으로 동남아 각지에서 자생 또는 재배하고 있으며 우리나라에서는 전국 각지에서 재배하고 있는데 강원, 경북지방 산이 유명하다. 성분은 시토스테롤(sitosterol), 콜린(choline), 베타인(betaine), 자당(蔗糖), 포도당, 전분, 점액질, 섬유소 및 비타민 B 등을 함유하고 있다.

황기는 완화강장제(緩和强壯劑)로서 심장 기능을 항진시키고 비위를 보강시켜 이뇨, 지한, 제당(制糖), 흥분작용이 있으며 주로 심장쇠약, 심계항진, 소아의 신체허약, 심장성부종, 신진대사부전, 만성궤양에 세포의 생활력을 촉진하여 육아(肉芽)를 돕고 모든 쇠약현상이 있는 자에 사용한다.

## 당뇨병 치료제로 사용

황기의 약리작용을 살펴보면 이뇨작용, 피부의 분비공(分泌孔)을 폐쇄하여 발한과다를 억제하며 지한작용을 한다. 또한 한중(汗中)에 담즙 색소분비를 억제하며 아울러 제당작용(制糖作用)이 있어서 당뇨병의 치료제도 된다.

피부의 악창(惡瘡)은 혈행불량으로 인한 화농인데 이때 황기를 사용함으로써 혈행을 개선시켜 화농을 촉진시키고 병변(病變)물질의 흡수를 증강하여 신생조직의 증강능력을 촉진시킨다.

황기는 보약으로 한방에서 당귀를 배합하여 보혈제로 쓰이는데 상처가 심한 대실혈후(大失血後)에 많이 쓰이고 인삼을 배합하여 기력을 돕는 데 쓰고 있다.

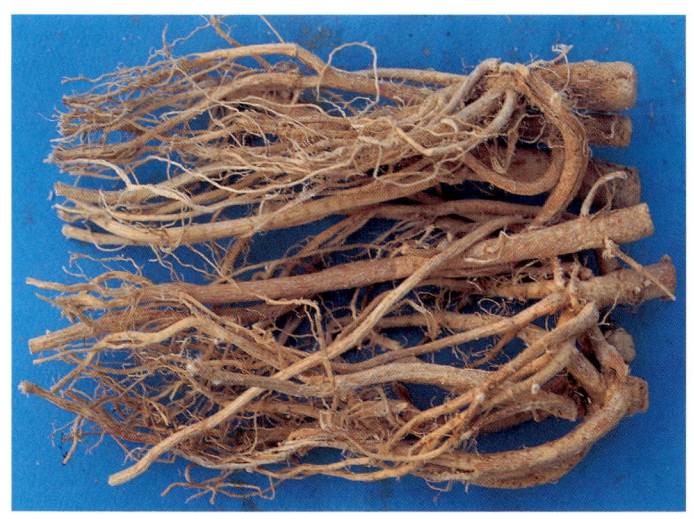

황기 뿌리

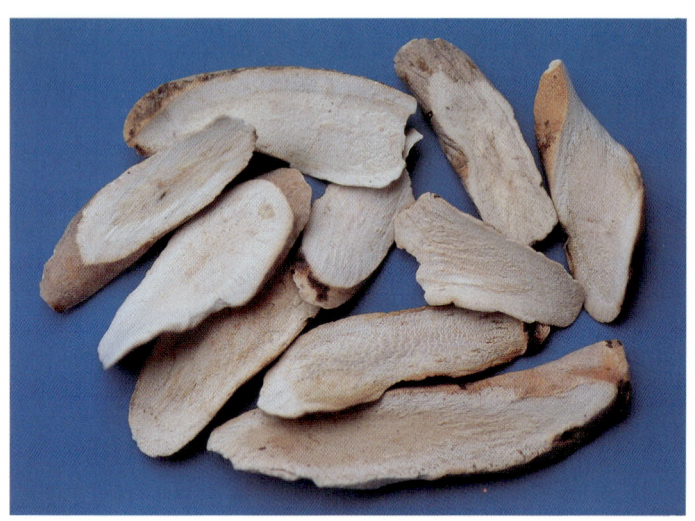

황기 뿌리 절편

 한방에서는 입맛이 없고 노동을 한 후 피로가 겹치고 허한(虛汗)을 흘릴 때「보중익기탕(補中益氣湯)」(황기 5.5g, 인삼, 백출, 감초, 당귀, 진피 각 2g, 승마, 시호 각 1.5g)을 처방하여 복용한다.
 단방으로는 황기를 하루 12g씩 물 300㎖에 달여 마시기도 한다.

# 02

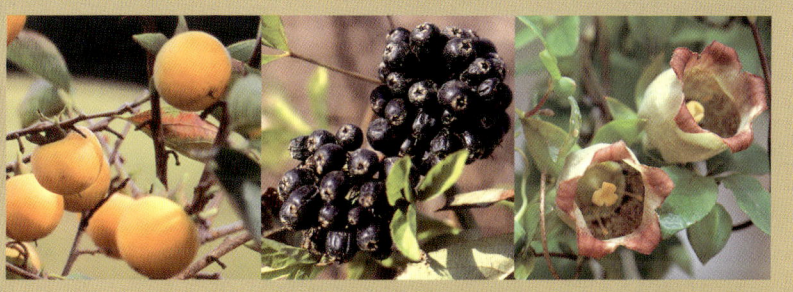

# 건강 식물 · 과수
# 작물 · 산림

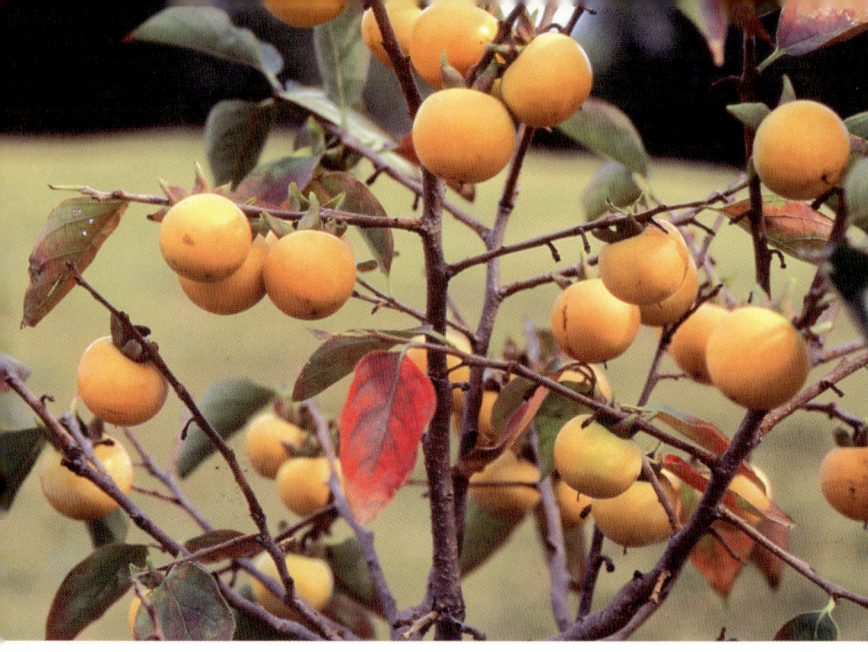

# 果樹 01 감(柿蒂)

- 학  명 : *Diospyros kaki* L.
- 과  명 : 감나무과(Ebenaceae)
- 생약명 : 柿蒂(시체)
- 영어명 : Japanese persiuon

## 딸꾹질 멎게 하는 약효(藥效)

　감은 감나무과에 속하는 감나무의 열매이다. 감나무는 낙엽 관목의 과수(果樹)로서 잎은 도란형 또는 넓은 타원형이며 잎 밑이 둥글고 끝이 급히 뾰족하며 거치가 없다. 꽃은 취산꽃차례이며 잎겨드랑이에서 피고 꽃부리는 병모양이며 엷은 황색으로 6월에 핀다. 과실은 장과로 대형이고 가을에 등황색 또는 빨간색으로 익는다.

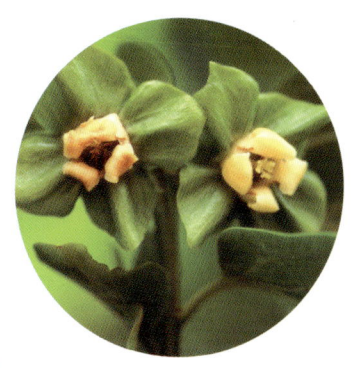

감꽃

감은 일본, 중국, 만주에 분포하며 우리나라에서는 전국적으로 야생도 하고 인가 근처나 과수원에서 재배하고 있다. 경남의 진영 단감하면 누구나 다 잘 알고 있으며 외국에 수출까지도 하고 있다.

한편 감나무는 조각용, 장롱의 재료로 쓰고 감은 주로 식용하며 한방에서는 감꼭지를 시체(柿蒂)라고 하여 약용으로 쓰고 있다.

성분은 포도당과 과당, 만닛(mannit), 능금산, 타닌, 펙틴(pectin), 카로틴(carotene), 리코핀(lycopene), 카탈라아제(catalase), 페리옥시다제(ferrioxidase), 비타민 C 등이지만 주성분은 역시 탄수화물이며 영양가가 높다.

한방에서 감꼭지가 딸꾹질을 멎게 하는 신비를 가졌다고 하는데 이것은 감꼭지의 성분 중에 올레아놀산(oleanolic acid), 베툴린산(betulinic acid), 헤미셀룰로스(hemicellulose) 등이 증명되어 그중에서 헤미셀루로스가 위에서 응고되어 물리적 자극을 주기 때문에 딸꾹질이 멎게 되는 것이 아닌가 하고 현대과학에서 추측하고 있다.

# 과음 후 주독(酒毒)에 속효성(速效性) 있어

감은 홍시를 만들어 과음 후의 취기에 먹으면 주독의 해독과 더불어 술을 빨리 깨게 해주며 홍시를 너무 많이 먹으면 타닌 및 소화효소의 작용에 의하여 변비를 가져와 배변에 지장을 주게 된다.

감에는 비타민 C가 귤 다음 갈 정도로 많이 들어 있어서 피부미용은 물론, 추위를 이겨낼 수 있는 저항력을 길러준다. 그리고 비타민 C는 부신피질 호르몬의 분비를 촉진시키는 데 중요한 물질이니 결국 감은 우리들의 몸이 겨울 준비를 하는 데 도움을 주는 존재이기도 하다.

또한 감잎에는 비타민 C와 지혈, 혈압강하작용을 하는 루틴(rutin) 등이 많이 포함되어 있어 차로 만들어 계속 복용하면 고혈압 치료에 효과가 아주 좋다.

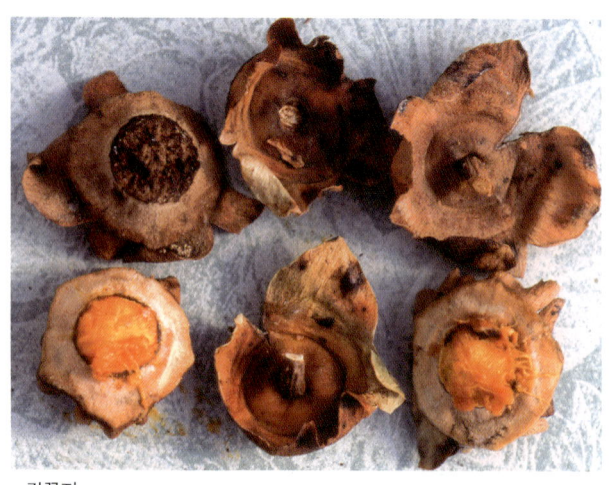

감꼭지

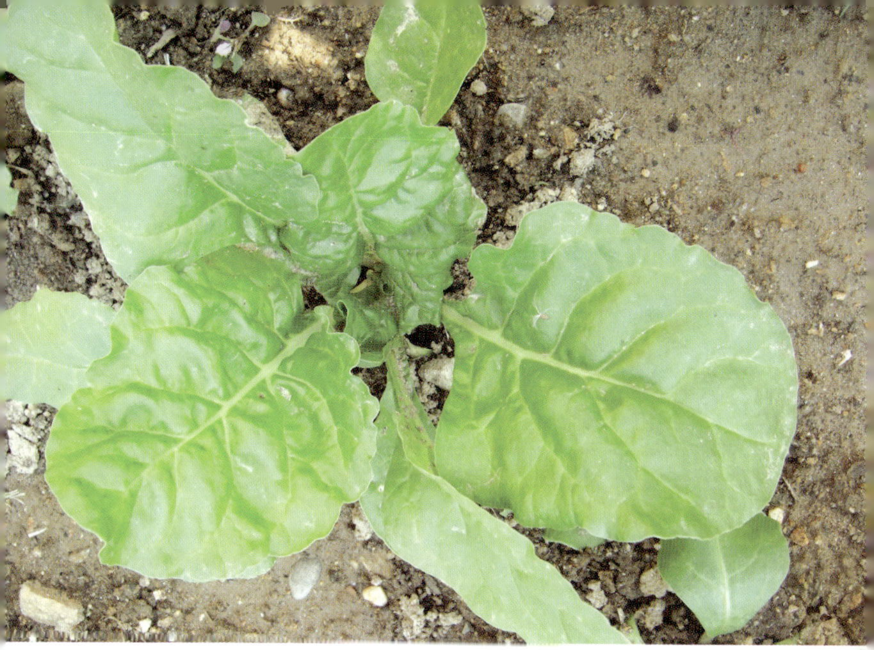

# 근대(莙達菜) 02 植物

- 학 명 : *Beta vulgaris* L.
- 과 명 : 명아주과(Chenopodiaceae)
- 생약명 : 莙達菜(군달채)
- 영어명 : leaf beet

## 우수한 아미노산 많아

근대는 명아주과에 속하는 2년생 채소로서 초여름의 구미를 돋우는 영양식품이다. 잎은 광택이 있고 끝이 다소 뾰족한 삼각형 혹은 난형으로 긴 잎자루가 있다.

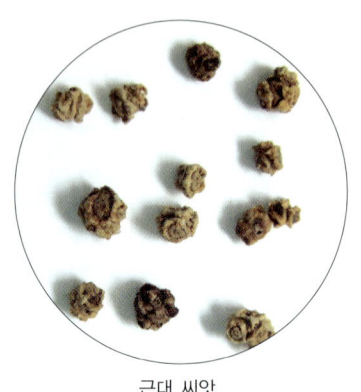

근대 씨앗

근대는 잎자루와 잎을 잘라 먹으면 새순이 돋아나 여름철 내내 반찬으로 무쳐 먹기도 하고 국을 끓여 먹기도 한다. 일명 부단초(不斷草)라고도 하며 생약명으로는 군달채(莙達菜)라 한다.

원산지가 남유럽인 근대는 사탕무와 똑같은 원종에서 분화된 것으로 세계 각국에서 널리 재배되고 있다. 우리나라에서는 야생으로 자라는 것을 캐어 먹었으나 지금은 밭에도 재배하고 온실에서도 재배하여 사철 먹을 수 있게 되었다. 그러나 계절에 따라 초여름에 밭에서 자란 것이 영양가가 제일 높고 좋다.

근대의 일반 영양성분으로는 무기질, 비타민의 함량이 많고 단백질의 함량은 그리 많지는 않다. 당질은 대부분 포도당으로 존재하며 비타민 C의 함량이 많다. 단백질은 적은 편이나 그 구성 아미노산은 라이신(lycin), 페닐알라닌(phenylalanine), 로이신(leucin) 등 필수아미노산이 많아 영양질이 우수하다. 피부가 거친 여성이나 성장발육이 뒤늦은 어린이에게 매우 좋은 채소이다.

## 위장병 식이요법제로

비타민 C 공급이 많이 필요할 때는 약간 데쳐서 나물로 먹거나 튀김을 만들어 먹으면 비타민 C를 놓치지 않고 먹을 수 있다.

근대 국물은 그 맛이 좋아 즐겨 먹을 뿐만 아니라 술 먹은 뒤의 해장

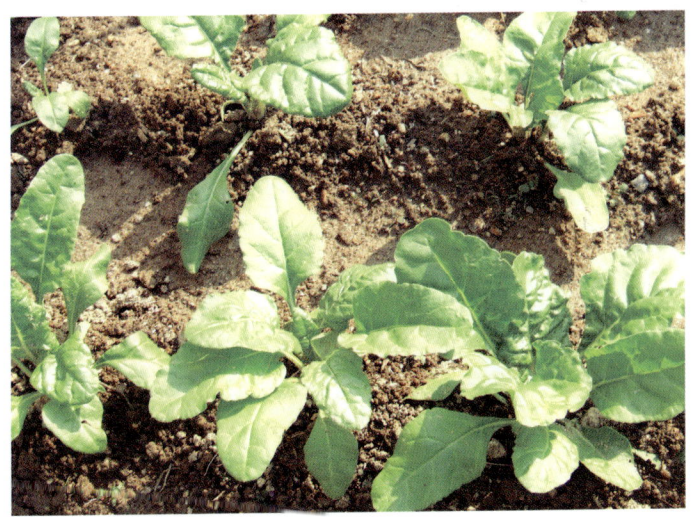

근대는 **프로비타민 A**가 많아 어린이 성장에 좋다.

국으로도 각광을 받고 있다. 그리고 근대 국물은 위와 장을 튼튼하게 해주므로 위와 장이 나쁜 사람을 위한 식이요법에 쓰고 있다.

국을 끓이는 방법은 근대와 된장을 적당히 넣고 쌀뜨물을 받아 부어 조개를 껍질째 넣고 끓이면 잡맛이 없어지고 구수한 맛을 느낄 수 있다.

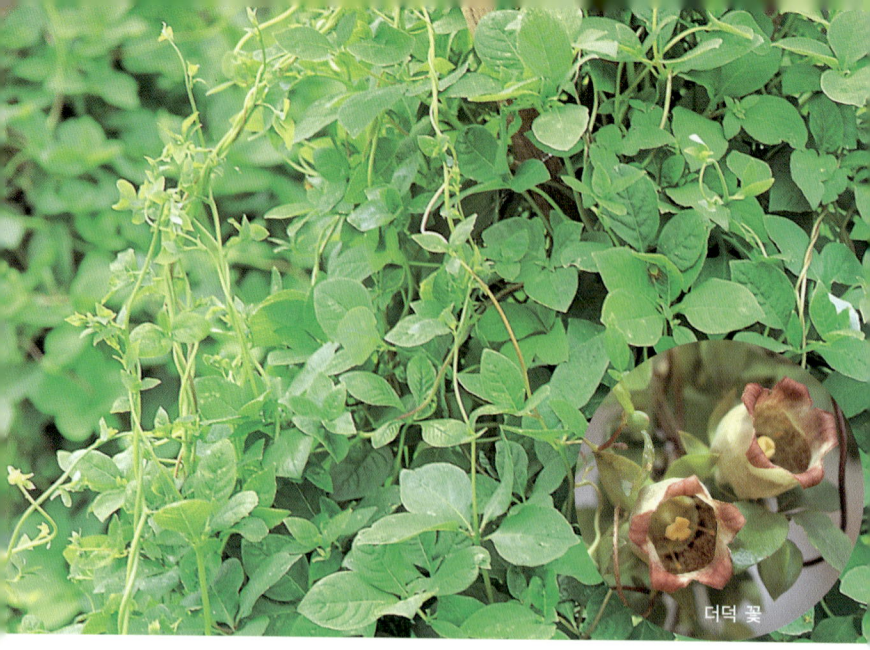

더덕 꽃

# 作物 03 더덕(羊乳)

- 학  명 : *Codonopsis lanceolata* Trauty
- 과  명 : 초롱꽃과(Campanulaceae)
- 생약명 : 羊乳(양유)
- 영어명 : whiteroot

## 한국 특유의 건강식품

더덕은 초롱꽃과에 속하는 덩굴성 식물로 살찐 덩이뿌리를 갖고 있는데 이를 식용 및 약용으로 한다. 줄기는 담홍색이고 1~2m가량 자라며 하얀색의 액이 있고 독특한 향을 갖는다.

잎은 타원형 또는 피침형이며 길이는 3~10㎝, 너비는 1.5~4㎝로 4개의 잎이 어긋나게 배열한다. 꽃은 8~9월에 피며 종모양으로 5개의 꽃받침이 있고 안쪽은 자갈색의 반점이 있어 아름답다.

더덕은 식품으로 가치가 매우 높아 인, 티아민(thiamin), 리보플라빈(riboflavin), 단백질, 지질, 당류, 철 등 성분을 많이 함유하고 있다.

뿌리에 사포닌(saponin), 이눌린(inulin)이 다량 함유되어 있고, 잎에는 플라보노이드(flavonoid)가 있어 최근 동물실험 결과 핏속의 콜레스테롤과 지질의 함량을 낮추며 혈관확장 및 혈압강하 효과가 있는 것으로 밝혀졌다. 우리 조상들은 이렇게 좋은 더덕을 식탁에 올려 세계에서 더덕을 가장 많이 먹는 전통적인 식생활 문화를 형성하였다.

현재 한방에서는 더덕을 양유(羊乳), 잔대를 사삼(沙蔘)이라는 생약명으로 부르고 있다.

중국에서는 더덕을 산해라(山海螺), 잔대를 남사삼(南沙蔘), 갯방풍 뿌리를 북사삼(北沙蔘)이라고 한다. 일본에서도 잔대를 사삼(沙蔘)이라고 하는 등 곳에 따라 다소 다르게 불리고 있다.

그러나 예로부터 우리나라의 민간에서는 더덕을 사삼(沙蔘)이라고 하여 인삼(人蔘), 현삼(玄蔘), 만삼(蔓蔘), 고삼(苦蔘)과 함께 5삼 중 하나로 귀하게 여겨서 많이 사용하였다.

## 진해, 거담, 해열, 진통 작용

종기가 심할 때나 독충에 물렸을 때 더덕가루를 바르면 효과가 있는데 이것은 더덕 속에 함유되어 있는 사포닌 효과라는 것이 현대 생약에서 증명되고 있다. 그리고 더덕은 특히 부인들의 대하증(帶下症)에 좋아서 뿌리를 가루로 만들어 밥물로 매일 3번 식전에 3g 정도씩 복용하면

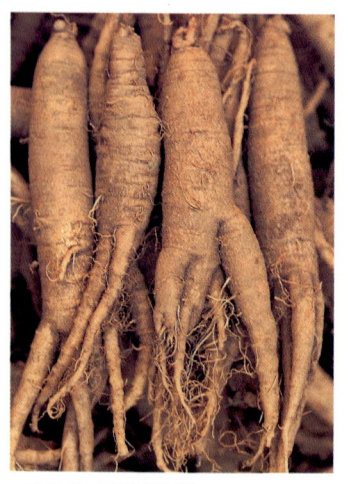

더덕 뿌리[양유(羊乳)]

효과가 있으며, 구이나 무침 등을 만들어 먹거나 기타 방법으로 오래 먹으면 좋다고 한다.

예로부터 물을 먹고 체했을 때는 약이 없는 것으로 전해오고 있는데 이때 더덕을 먹으면 아주 좋다고 한다. 또 술을 만들어 먹으면 별미를 맛볼 수 있고 그 효과를 빨리 나타낼 수 있다.

술을 담글 때는 말린 것이건 생것이건 더덕을 잘게 썰어서 술항아리에 넣고 소주를 더덕 양의 3배가량 부은 다음 향미가 날아가지 않게 밀봉하여 3개월 정도 숙성시킨 후 더덕을 건져내면 엷은 황색의 더덕술이 되는데, 그 특유한 향미의 술을 마실 수 있다. 이 술은 정장 강장제로서도 좋고 가래가 많은 사람이 취침 전에 마시면 그 효과가 크다.

더덕은 한방효과도 뛰어나, 특히 건위 및 거담작용이 강하며 자양강장효과가 있어 폐(肺)와 비장(脾臟), 위장(胃腸)을 튼튼하게 해준다. 최근에는 항암효과와 변비 예방 및 치료에 효능이 있는 식이 섬유가 다량 함유되어 있는 것이 밝혀져 약용을 겸한 건강식품으로 매우 인기가 높다.

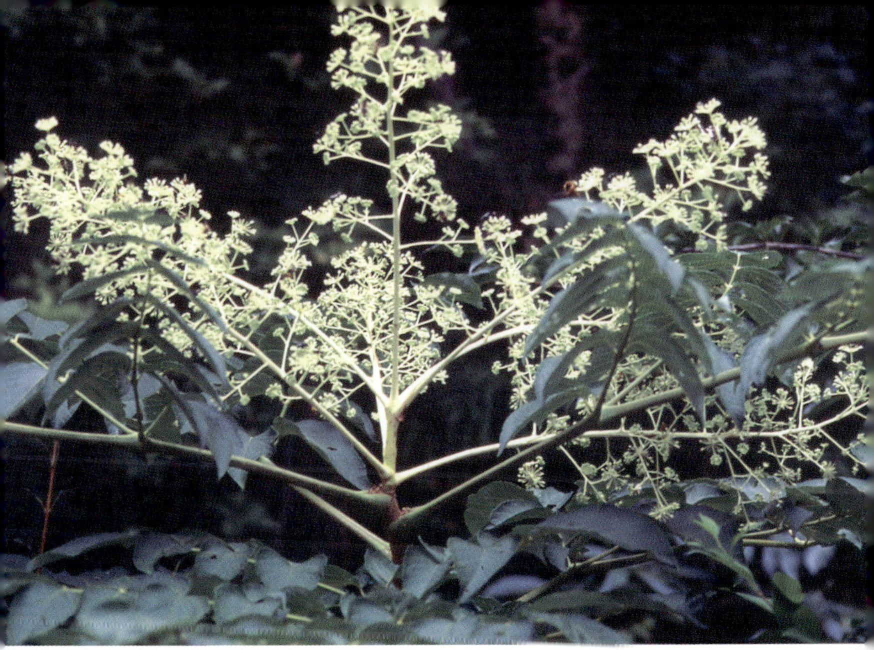

# 두릅(楤木)

- 학　명 : *Aralia elata* Seem.
- 과　명 : 오갈피과(Araliaceae)
- 생약명 : 楤木皮(총목피), 楤根皮(총근피)
- 영어명 : devils-walking stick

## 당뇨병(糖尿病)과 신장병(腎臟病)의 약재(藥材)

　두릅은 두릅나무과에 속하는 낙엽, 활엽 관목으로서 가시가 많으며 잎은 깃털 모양으로 복생(複生)하는데 작은 잎은 타원형 또는 넓은 계란형에 끝이 뾰족하고 거치가 있으며 산형화서로 줄기 끝에 정생(頂生)하

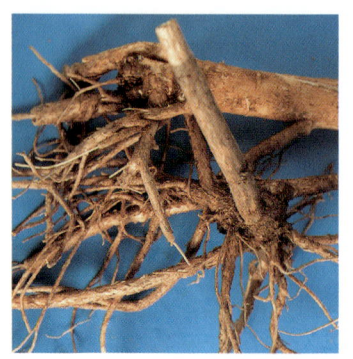

두릅나무 뿌리

여 꽃이 잘고 백색으로 8월에 핀다. 과실은 장과(漿果)로 10월에 자흑색으로 익는다.

두릅나무의 열매와 잎, 뿌리는 약용으로 쓰고, 새싹은 식용한다. 두릅의 어린싹은 옛날부터 식용되어 왔으며 단백질과 아미노산 등 영양가가 매우 우수하다.

두릅을 살짝 삶아서 고추장이나 소금 기름에 무친 반찬을 두릅나물이라고 하는데 「목두채」, 「문두채」, 「요두채」라고도 한다. 그 외에도 두릅적은 두릅의 어린싹을 뜨거운 물에 살짝 데쳐서 길이로 쪼개어 양념을 한 것과 다진 쇠고기를 대꼬챙이에 꿰어 밀가루를 묻히고 달걀에 씌워 번철에 지진 것인데 「목두채적」이라고 한다.

이 음식은 동물성 식품과 식물성 식품을 잘 조화시키는 일품요리로 손꼽을 수 있으며 한국식 바베큐인 셈이다.

두릅나무의 뿌리에는 아랄로사이드(araloside)와 비타민 A, B, C가 들어 있고, 잎의 성분에는 헤데라게닌(hedera-genin)과 단백질, 지방, 당질, 회분, 섬유, 인, 칼슘, 철분, 비타민 C, 비타민 $B_1$, $B_2$, 나이아신 등이 들어 있다.

두릅은 한방에서 총목(摠木)이라고도 하는데 영양소로 밝혀진 것 이외에 약리작용(藥理作用)도 한다. 이 두릅나무의 껍질은 당

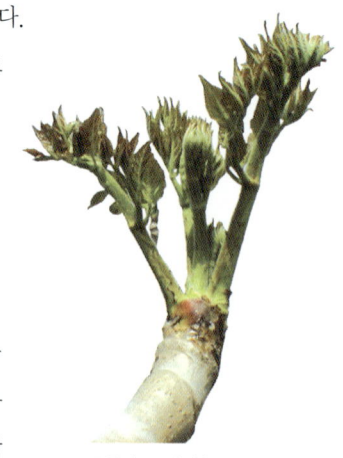

두릅나무 어린순

뇨병과 위장병의 약재로 쓰여 왔고 잎과 뿌리 및 과실은 건위제 및 각종 간장질환의 치료제로도 사용한다.

## 간장질환의 예방 및 치료

두릅나무에 콜린(choline)이 아주 많이 함유된 것은 아니지만 콜린(choline)이 일단 인체에 섭취되면 인산화하여 포스포릴콜린(phosphorylcholine)이 되고 그 다음 아세틸콜린(acetylcholine)으로 전이(轉移)하여 높은 에너지를 보유하게 되고 이 활성형의 콜린(choline)이 간장의 보호강화, 항지간작용(抗脂肝作用)을 하게 되어 지방의 침착, 변성, 동맥경화증을 억제한다.

두릅은 이러한 여러 작용으로 간질환, 성장불량, 영양장애, 임신 및 수유기간 중의 부조(不調), 자율신경장애에 뛰어난 효과를 발휘하는 식품생약이다.

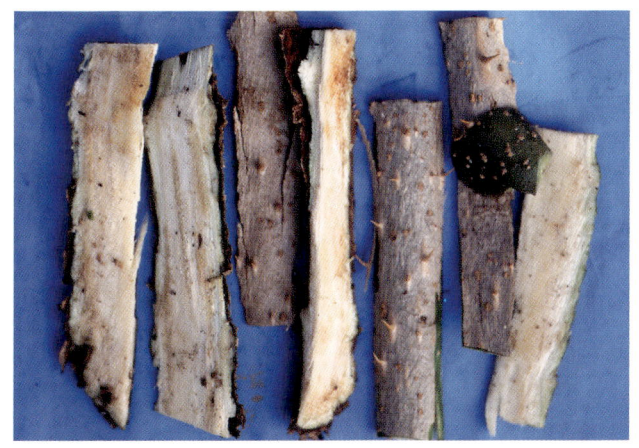

두릅나무 껍질

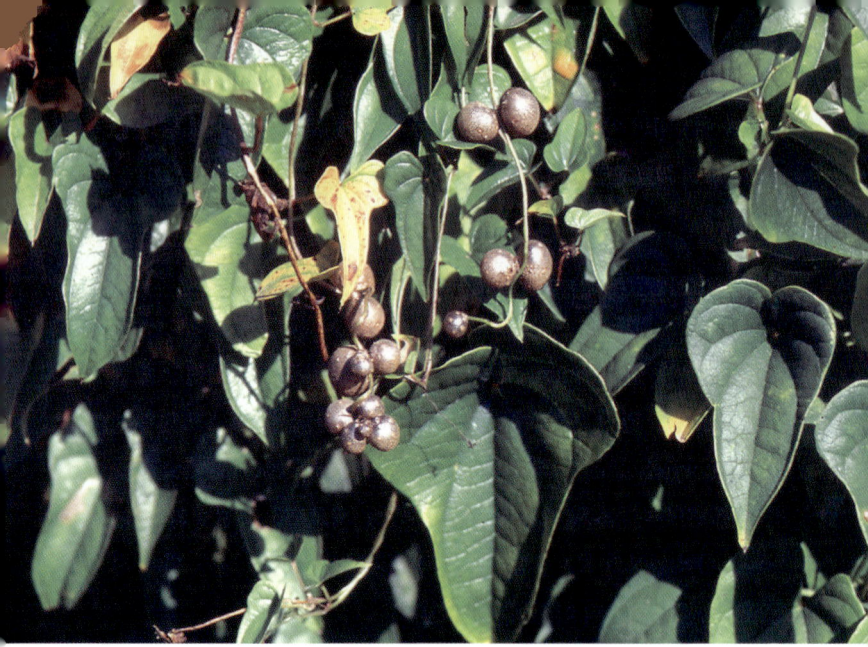

# 作物 05 마(山藥)

- 학 명 : *Dioscorea opposita* Thunb, *D. japonica* Thunb
- 과 명 : 마과(Dioscoreaceae)
- 생약명 : 山藥(산약)
- 영어명 : Yam

## 위궤양의 예방치료 효과

마는 마과에 속하는 다년생 덩굴성 초본식물로 줄기는 가늘고 길게 뻗어 올라가며, 잎자루가 길고 어긋나는 것과 마주나는 것이 있다. 잎은 끝이 뾰족하고 녹백색의 작은 꽃이 피고 꽃이 진 뒤에는 협과가 열리고 줄기에서 나오는 육아는 식용으로 사용되기도 한다. 괴경(塊莖)은 갈아서 식용으로 먹기도 하나 주로 약용으로 사용하고 있다.

마의 분포는 한국, 중국, 만주, 일본 등지인데, 우리나라의 경우 산과 들 전역에 자생하고 있으며, 농가에서도 재배하여 식용으로 사용해 오고 있다. 약효는 산에서 나는 재래종이 더 좋다고 알려져 있다.

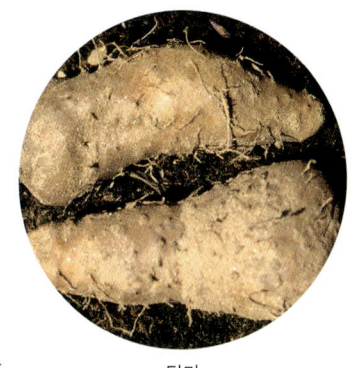

단마

약용으로 사용하는 부분은 대부분 뿌리이지만 잎사귀 옆에 돋아나는 콩알 같은 것을 영여자(零餘子)라고 하여 이것 역시 약용으로 사용된다. 한방명으로는 산약(山藥)이고, 이명(異名)으로는 옥연(玉延), 아초(兒草), 산서, 산우, 서여, 산저, 토저 등 여러 가지가 있다.

# 구미촉진(口味促進), 소화력(消化力) 증진

마에는 전분, 당분, 점액질의 뮤신(mucin), 글루코사민(glucosamine), 타이로신(tyrosine), 로이신(leucine), 글루타민산(glutamicacid), 알기닌(arginine), 페닐알라닌(phenyl-alanine) 등의 풍부한 아미노산과 디아스타(diastase)제 등의 소화효소제가 들어 있다.

성분 중의 점액질에는 소화효소도 들어 있지만 무친(mucin)이란 물질은 사람의 위 점막에서도 분비되며 이것이 결핍되면 위궤양을 일으키는 원인이 되므로 마를 먹음으로써 위궤양이 있는 사람은 예방치료가 될 뿐만 아니라 구미촉진이 되어 소화력을 증진시키는 데 큰 도움을 주고 있다.

 마 뿌리는 허(虛)하고 지친 데 좋으며 살이 여위는 것을 고치며 오로칠상(五勞七傷)을 보(補)해 주므로 뿌리를 채취하여 짜서 먹든지 또는 죽을 끓여 먹어도 좋고 생것을 즙을 내어 먹으면 자양강장제로서 우수한 생약이 된다.

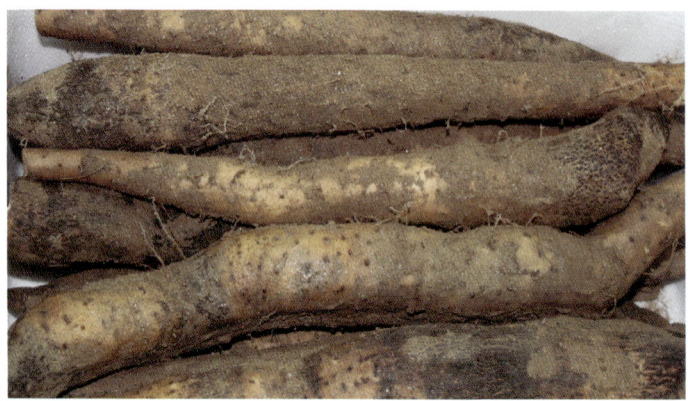

山藥(마 뿌리)

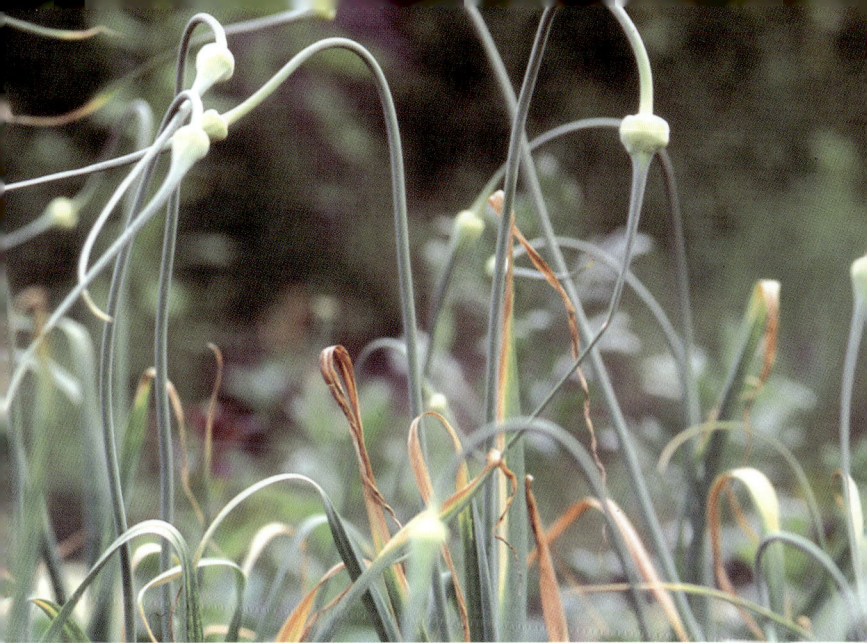

# 마늘(大蒜) 06 植物

- 학 명 : *Allium sativum* L.
- 과 명 : 백합과(Liliaceae)
- 생약명 : 大蒜(대산)
- 영어명 : garlic

## 알린은 강력 살균작용(殺菌作用)

마늘은 백합과에 속하며 원산지는 중앙아시아 지대라고 하나 확실하지는 않고 옛날부터 이집트, 그리스에서 재배되기 시작하여 중국을 거쳐 한국, 일본 등 각지에 전파되었다. 우리나라에서는 채소밭에 많이 재

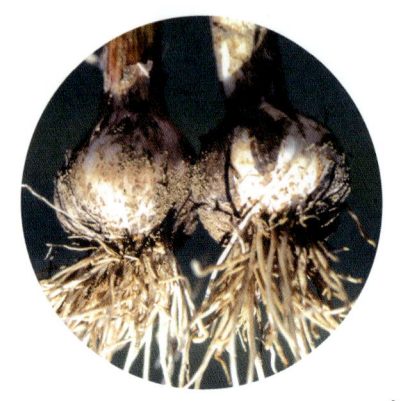

마늘 뿌리

배하고 있으며 약용이나 반찬의 양념으로 없어서는 안 될 귀중한 다년생초본(多年生草本)이다.

마늘은 가정에서 모든 반찬의 양념으로 김치, 나물, 기타 쇠고기 등의 맛을 한결 돋워 줄 뿐만 아니라 여러가지 약효작용도 일으켜 자기도 모르는 사이에 질병이 예방되고 치료가 된다.

마늘의 특유한 자극성분인 알린(alliin)은 강력한 살균작용을 갖고 있어 항균제로 쓰이며 주정 엑기스는 십이지장충의 구제에 효과가 있다. 정유(精油)는 항균성(抗菌性)을 가지고 있고 주성분은 알리신(allicin)이다. 마늘이 인체 내에 들어가면 효소 알리나제(allinase)가 작용하여 마늘 특유의 자극취를 가진 알린(alliin)이 알리신(allicin)을 생성한다. 알리신(allicin)은 비타민 $B_1$과 결합하여 안정한 화합물을 생성하므로 이것을 활성비타민이라 하며 소화관으로부터 흡수가 잘되고 인체에 활력을 준다.

## 폐결핵, 늑막염에 특효약

「약용식물사전(藥用植物事典)」에 마늘은 폐결핵, 늑막염의 특효약이라고 기재되어 있으며, 한방약용은 이뇨, 건위, 구충에 사용하는 이외에 완화제, 신경, 진정, 장내의 살균 등에 사용한다.

마늘 생것을 그대로 먹거나 짓찧어 즙을 내어 먹으면 비타민 B의 결합효과를 비롯하여 강정효과(强精效果)나 온보효과(溫補效果)를 볼 수 있다. 생것을 먹는 이유는 알리신(allicin)을 이용하기 위함이며 효력은 강하고 빠르지만 허약한 체질이나 위가 약한 사람, 알레르기 체질인 사람은 오히려 해로울 때가 있다.

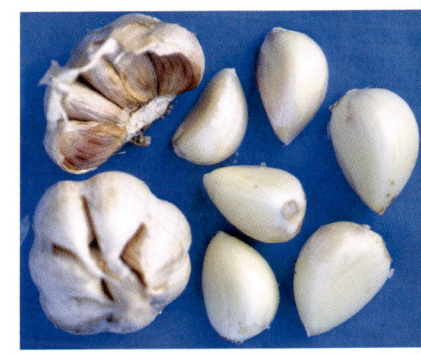

마늘

마늘이 성욕을 자극시키는 것은 흡수된 마늘의 유효성분인 알리신류(allicin類)가 전신을 순환하면서 가만히 있는 발기중추의 신경을 불러일으켜 음경을 발기시키는 요인이 되는 것이다.

그러나 이 단순한 음경 발기 작용뿐이라면 일시적으로 성욕을 일으키는 소위 요힘빈(yohimbin) 같은 최음제로 끝나고 말겠지만 마늘의 경우는 마늘에 함유되어 있는 알린, 알리신이 천천히 체내에 흡수되어 전신의 세포에 퍼져 세포에 활력을 주며, 전신의 호르몬 생성선을 자극시켜 왕성하게 호르몬 분비를 촉진시키는 것이다.

그러므로 단순하게 고환이나 난소 같은 성선(性腺)을 직접적으로 자극할 뿐 아니라 전신의 모든 호르몬 생성선을 자극, 그 상호연관 작용을 높이는 것이므로 단순한 성욕중추를 자극하는 작용 이상의 역할을 한다. 확실히 마늘은 성욕을 증가시키는 스태미너식으로 손꼽을 수 있다.

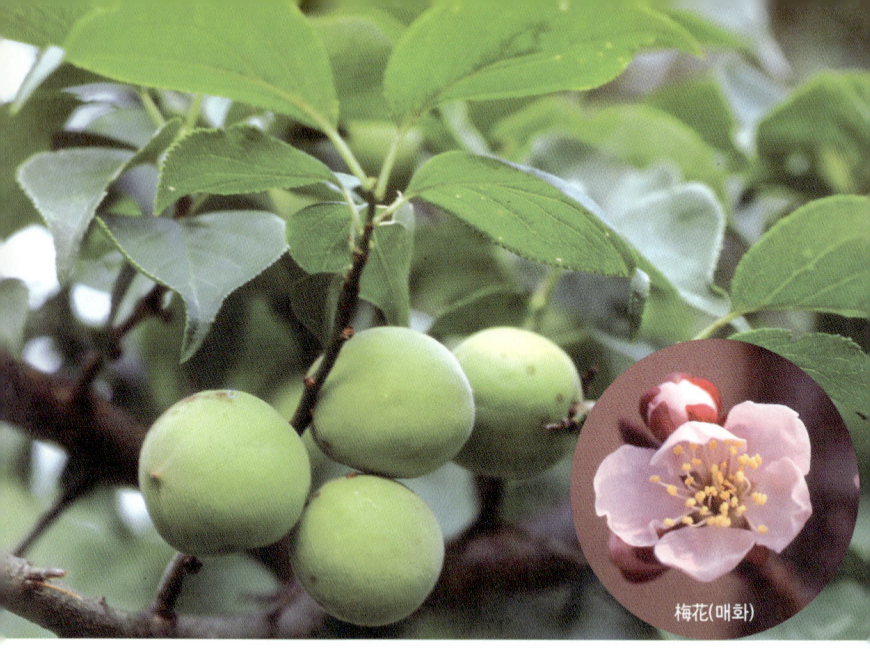

梅花(매화)

## 果樹 07 매실(梅實)

- 학  명 : *Prunus mume* S. et Z.
- 과  명 : 장미과(Rosaceae)
- 생약명 : 烏梅(오매)
- 영어명 : Mume plum

## 해독작용과 강한 살균력

　매실은 매화나무의 열매이다. 매화나무는 장미과에 속하는 낙엽, 활엽의 교목으로 잎은 타원형이며 끝이 급하고 뾰족하다. 꽃은 이른 봄에 백색 또는 연분홍색으로 피고 과실은 핵과(核果)로서 구형 또는 타원형이다. 이것을 매실이라 하고 식용 및 약용으로 사용하며 생약명은 오매(烏梅)이다.

중국이 원산으로 대만, 일본, 한국 등에 분포하고 있으며 우리나라에서는 주로 중부 이남 지방에 정원의 관상수로 키우거나 과수원에서 재배하고 있다.

이 매화나무의 꽃을 따서 매화차나 매화죽을 만들어 먹고 또 열매는 덜 익은 것을 껍질을 벗기고 짚불 연기에 그을려 말린 것을 약용에 주로 쓰며 성숙한 매실은 매실절임이나 매실주를 만들어 먹는다.

매실의 성분은 사과산, 구연산, 호박산, 주석산 등의 유기산이 많이 함유되어 신맛이 강함으로 피로회복의 효과와 구미를 돋우어 주는 역할을 한다. 당분이나 비타민도 조금씩 포함되어 있다.

매실은 알칼리성 식품으로 여기에 들어 있는 구연산은 해독작용(解毒作用)과 강한 살균력(殺菌力)이 있으므로 식중독(食中毒)이 많은 여름철에 매실을 많이 먹으면 자연히 체내에서 세균(細菌)에 대한 저항력이 생긴다.

## 산성물질 분해 알칼리성화

우리들 체내에서 음식물이 분해될 때 그 과정에서 강한 산이 생기는데 이것은 일종의 노폐물이다. 건강할 때는 이 노폐물을 다시 한 번 체내에서 분해시키지만 이 작용이 약해지면 산성이 되는 것이다.

이 산성물질을 완전히 분해시키기 위해서는 알칼리성으로 만드는 음식인 매실이나 귤 같은 것을 평소에 많이 먹는 것이 좋다.

미숙한 매실을 청매(靑梅)라고 하는데 이것을 먹으면 배가 아플 수 있다. 매실의 씨 속에는 아미그달린(amygdalin)이란 청산배당체의 성분

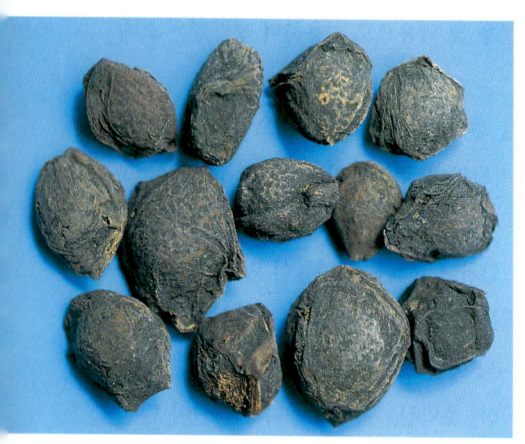

烏梅(오매)

이 들어 있어서 가수분해에 의해 유독한 청산(靑酸)이 생성되어 중독을 일으키기 때문이므로 풋과일을 그대로 먹는 것은 해롭다.

매실은 청량수렴제로서 하리, 구토, 소화불량에 쓰이며 또 감기의 발한제, 곽란, 진해, 거담, 건위제 및 회충 구제에도 효과가 있다.

그러나 매실은 산(酸)이 많으므로 치아를 상하게 하고 허열(虛熱)을 발생하기 때문에 생것은 많이 안 먹는 것이 좋으며 많이 먹더라도 제독화시킨 것 즉 매실주, 매실초, 매실엑기스, 매실절임 등을 만들어 먹으면 좋고 완전히 성숙한 과일을 먹는 것도 괜찮다.

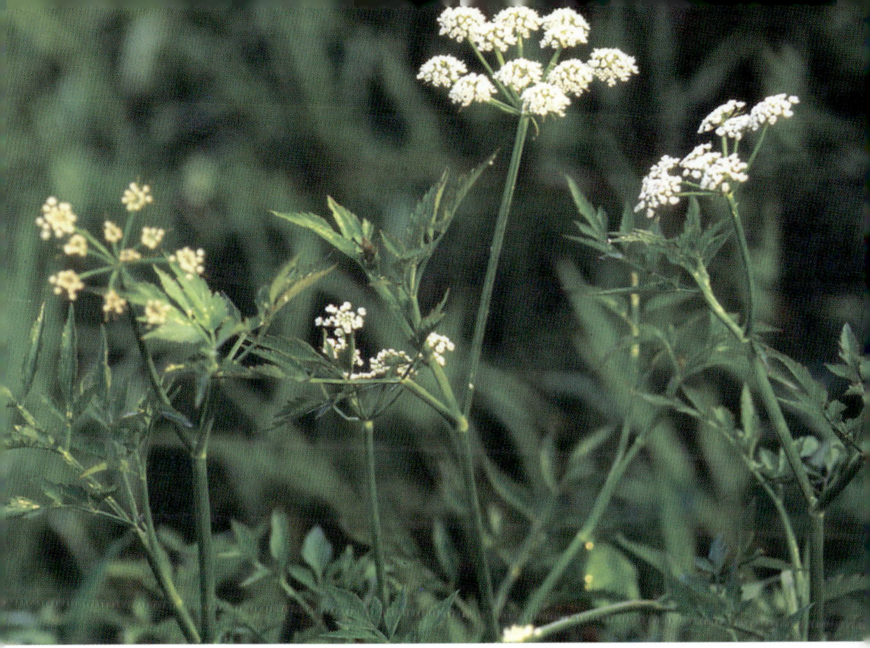

# 미나리(水芹菜)

- 학 명 : *Oenanthe javanica* DC.
- 과 명 : 미나리과(Umbelliferae)
- 생약명 : 水芹菜(수근채)
- 영어명 : Dropwort

## 혈압강하(血壓降下)에 효과

미나리는 미나리과에 속하는 다년생초본(多年生草本)으로 높이는 80㎝ 전후이고 줄기는 땅속으로 길게 뻗어 나간다. 잎은 잎자루가 길게 3잎으로 갈라져 있으며 7~8월에 흰 꽃이 총상화서로 피고 열매는 작은 타원형

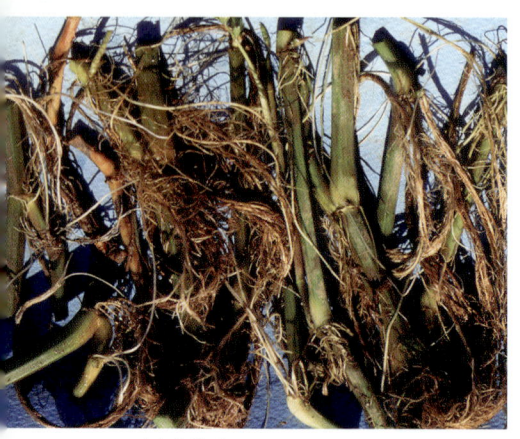
미나리 뿌리

으로 맺는다.

만주, 인도 및 동남아시아 등지에 널리 분포되어 있으며 우리나라에서는 각지의 습지에 자생하는데 특히 샘물가의 습기 많은 곳에 잘 자란다. 현재는 물이 항시 괴어 있는 저습담(低濕潭)이나 표토(表土)가 깊은 비옥한 식토에 재배하고 있기 때문에 미나리를 수근(水芹)이라고 한다.

열대지방에서는 사시사철 나물이나 김치를 만들어서 먹을 수 있으나 우리나라에서는 겨울을 제외하고는 항상 먹을 수 있다.

성분은 일반 영양성분이 많이 함유되어 있는데 탄수화물, 단백질, 지방 등이 대부분이고 기타 정유, 미리스티신(myristicin), 무기질로는 칼슘, 철분 등이 함유되었고 비타민 A, B, C가 포함되어 있다.

미나리는 알칼리성 식품으로 비타민이 풍부하여 혈압강하, 해열진정, 일사병 등에 효과가 좋으며 식욕을 돋워 주고 창자의 활동을 좋게 하여 변비를 없애주는데 이것은 식물성 섬유가 창자의 내벽을 자극해서 장운동을 촉진시키기 때문이다.

## 정신(精神), 혈액(血液) 등을 맑게 해

미나리는 정신을 맑게 하고, 피를 맑게 한다고 전래되어 온 이유도 미나리가 갖는 특수한 정유성분과 철분의 함량 등이 영향을 미친 것이라고 추측하고 있다.

「본초서(本草書)」에는 미나리를 오래 식용하면 류머티즘과 신경계제증(神經系諸症)에 유효하며 잎을 진하게 달여 마시면 소아의 토사곽란에 효과가 있고 갈증을 없애주고 술 먹은 후의 열독(熱毒)을 풀어주고 대소변을 잘 통해주고 여자들의 대하증과 소아의 한열(寒熱)을 다스린다고 기재되어 있다.

「민간요법」에는 미나리를 잘 찧어 즙을 낸 뒤 땀띠나 마진에 바르거나 복용하면 잘 낫고 여성들의 월경불순에 미나리를 뿌리째 말린 것을 달여서 복용하면 효과가 있다고 전해진다.

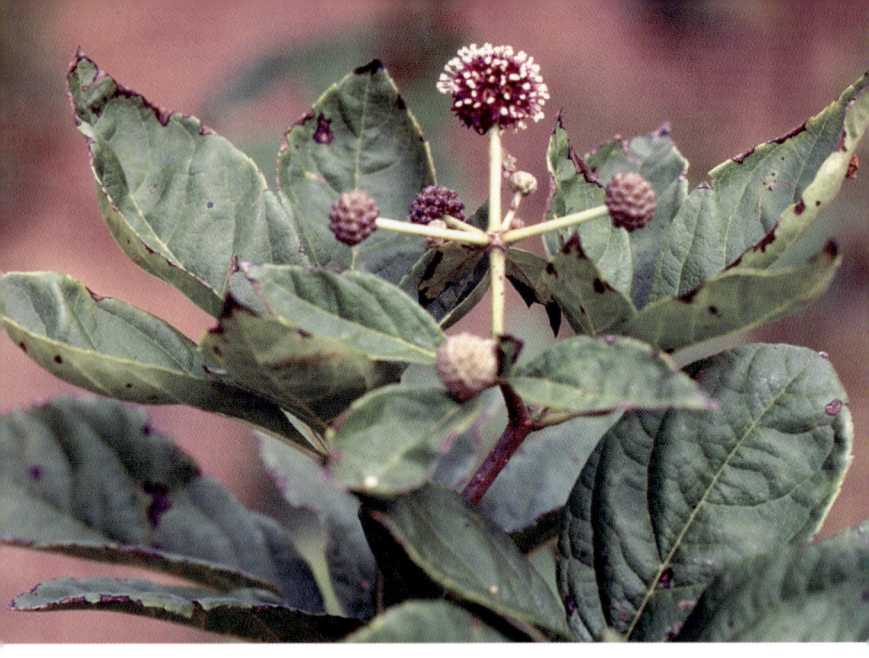

# 山林 09 오가피(五加皮)

- 학　명 : *Acanthopanax sessiliflorus*
- 과　명 : 오가피과(Araliaceae)
- 생약명 : 五加皮(오가피)
- 영어명 : angelica tree

## 강장약(强壯藥)으로 독특한 효력(效力)

　오가피(五加皮)는 오가피과에 속하는 오가피나무 뿌리의 껍질을 벗겨 말린 것이다. 낙엽 활엽의 저목(低木)으로 줄기에 갈고리 모양의 가시가 있고 잎은 대개가 손바닥 모양으로 다섯 잎이 되어 있으며 도란형에 양

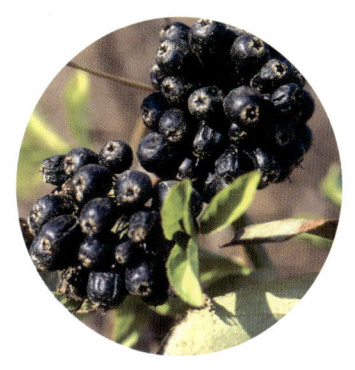

오갈피나무 열매

끝이 뾰족하고 거치가 있다.

꽃은 산형화서로서 줄기 끝에 정생(頂生)하며 과실은 핵과(核果)가 넓은 타원형으로 9월에 검게 익는다.

오가피나무의 원산은 중국으로 일본, 우리나라 전역에 야생하고 있으며 종류도 가시오가피, 지리오가피, 섬오가피, 서울오가피, 당오가피, 털오가피, 보통오가피 등이 있다.

오가피의 성문은 키산비싸이그로옥탄(chsanbicyclooctane)계의 리그닌(lignin) 배당체와 단백질, 회분, 시토스테롤(sitosterol), 패리프로게닌(ferriflogenin) 및 다량의 비타민 A와 비타민 B가 함유되어 있다.

약리작용은 비타민 A 및 비타민 B가 풍부하게 함유되었으므로 영양보급 작용 외에 신경계통에 대한 특수한 작용이 있는 것이 알려져 있다.

오가피는 강장약으로 독특한 효력을 지니고 있고 또 진경, 진통약으로서도 사용하여 왔으며 신경통, 관절염에도 각광을 받고 있다. 그런데 지난 76년에 파리에서 소련의 약리학자인 「브레크만」이 오가피속 식물의 성분을 가지고 그의 약리작용이 인삼을 능가한다고 발표한 바가 있었다.

특히, 2002년 월트컵 축구경기의 4강 신화를 만든 국가대표팀의 지칠 줄 모르는 체력도 오갈피의 효과가 작용했다는 주장도 있다.

## 신경계통에 특수한 작용

예로부터 오가피는 강장(强壯), 익정(益精), 요통(腰痛), 장근골(壯筋

骨), 중풍(中風) 등에 이용되고, 특히「소아 3세 불능행(小兒 3歲 不能行)」이라 하여 3살이 되어도 걷지 못할 때에 오가피를 먹이면 능히 걸음을 걸을 수 있다고 한다.

가정에서는 옛날부터 정력보강제로 오가피주를 담가 먹기도 하는데 오갈피나무의 가지와 열매를 잘게 썰어 항아리에 넣고 소주를 오가피 분량의 3배 정도 붓고 설탕을 3분의 1 정도로 넣어 밀봉하여 2개월 정도 숙성시키는데 기호에 따라 설탕을 더 넣어도 좋다. 이 오가피주는 담황색으로 특유한 향기가 있어 약술로서의 품위를 돋우어 준다. 오가피를 하루에 15g씩 물 300㎖에 끓여 마시는 것도 좋다.

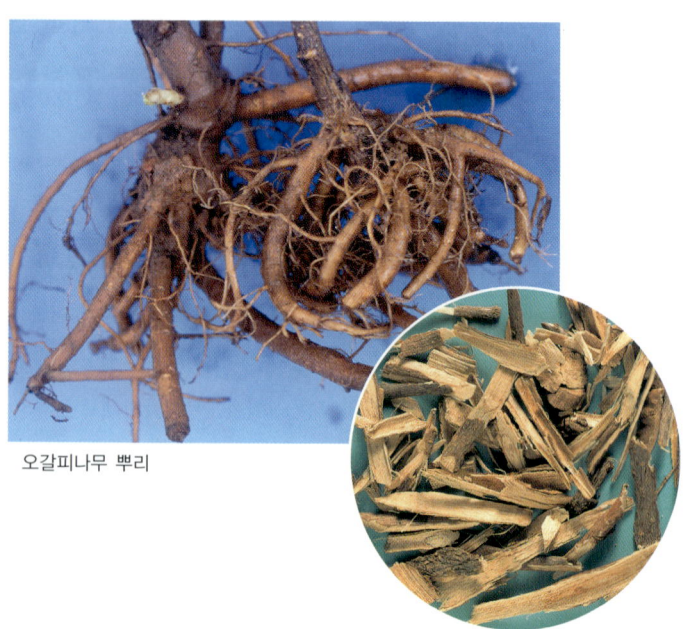

오갈피나무 뿌리

五加皮(오가피)

03

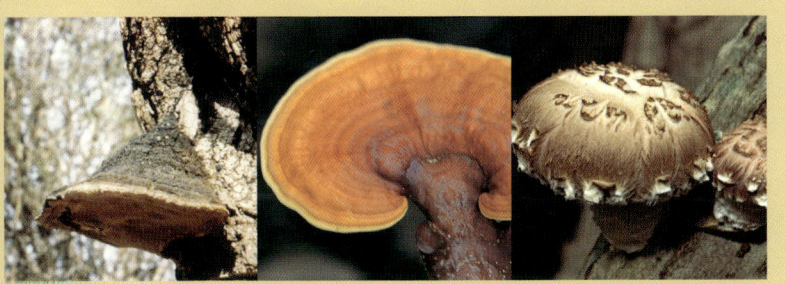

# 건강 버섯

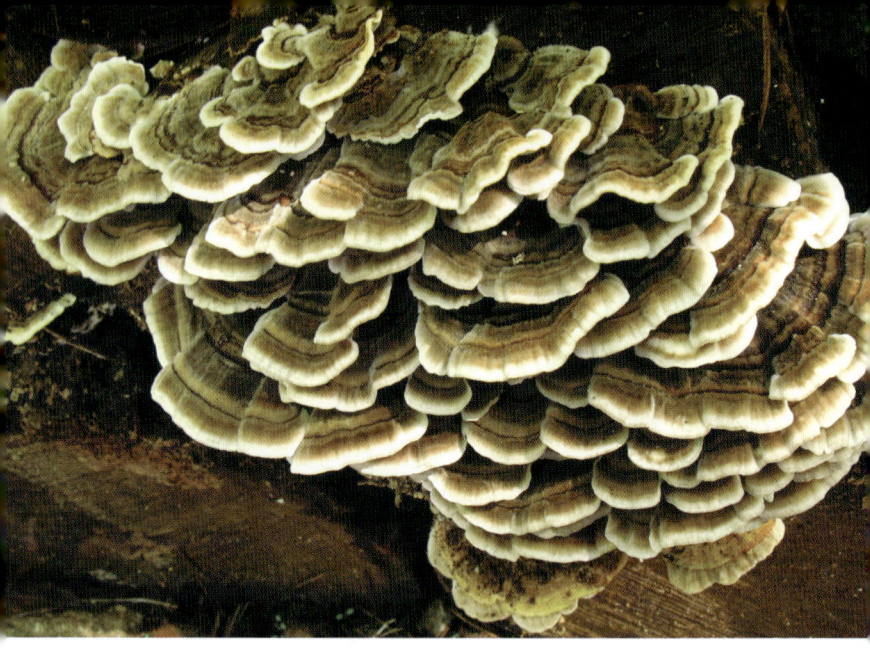

# 버섯 01 구름버섯(雲芝)

- 학  명 : *Coriolus versicolor*
- 과  명 : 구멍장이버섯과
- 생약명 : 雲芝(운지)
- 영어명 : Varicoloured Bracket

## 항종양(抗癌) 면역기능 부활제

 구름버섯은 구멍장이버섯과에 속하며 구름버섯의 자실체로서 생약명은 운지(雲芝)라고 하여 항종양과 항암제, 면역기능 부활제로 쓴다.
 옛날부터 민간약으로 위암, 식도암, 직장암, 폐암, 간암, 유방암 등 각종 암의 예방과 치료제로 운지를 열탕으로 달여서 복용하여 왔다.

성분은 코리올란(Coriolan)이란 물질이 함유되어 있다. 근래의 연구 결과에 의하여 면역기능 항진작용이 밝혀져 면역증강제로서 인기가 높고 항암제로서 각광을 받고 있는 버섯 생약이다.

항암치료에 민간약으로 먹는 방법은 봄 혹은 가을에 채취한 운지 20g에 와송 10g을 열탕에 달인 것을 하루 분량으로 하여 장기간 복용하면 된다. 구름

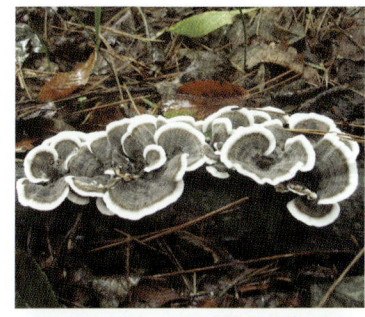

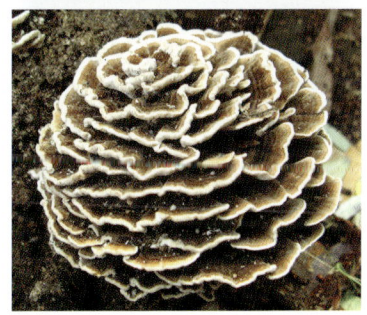

구름버섯

버섯은 지리적으로는 세계 각국에 널리 분포하고 우리나라에서도 전국적으로 깊은 산중이나 일반 야산의 계곡, 습기 많은 곳의 침엽수나 관엽수의 고목 또는 그루터기에 자생하고 있다. 한편 임상적으로 약효가 뛰어나기 때문에 최근에는 재배하는 곳이 많이 늘어나고 있다.

구름버섯의 크기는 갓의 길이가 1~5㎝ 정도로 얇고 질기며 보통 반원형 또는 원형에 가까운 것도 있고 수십 내지 수백 개가 중복 또는 무리지어 군생한다.

표면은 흑색 또는 회색, 황갈색 혹은 암갈색 등으로 환문을 이루며 테두리는 백색이고 전체적으로 광택이 나는데 짧은 털이 덮여 있다. 여기에 생긴 포자는 원통형 또는 소시지형이며 표면은 평활하게 보인다.

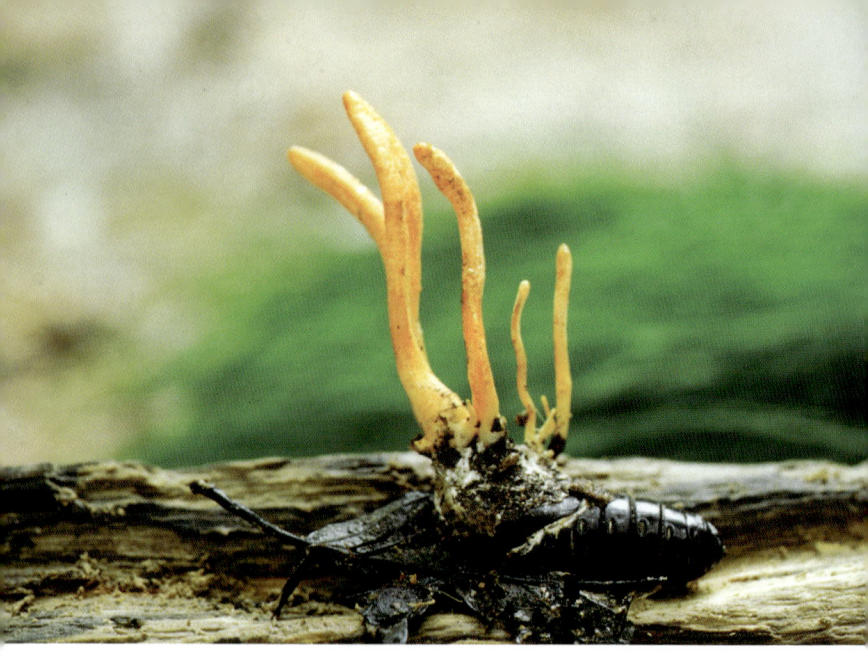

## 버섯 02 동충하초(冬蟲夏草)

- 학 명: *Cordyceps militaris*
- 과 명: 맥각균과
- 생약명: 冬蟲夏草(동충하초)
- 영어명: Insect mushroom

### 불로장생 · 영양강장제

동충하초란 말은 고대 중국에서 유래된 말로, 겨울에는 곤충의 몸에 살면서 양분을 흡수하여 곤충을 죽게 한 후, 여름이 되면 죽은 곤충의 몸에서 버섯을 만든다는 뜻에서 붙여졌다. 그러므로 동물인지 식물인지

확연히 구분이 되지 않는 특이한 성질을 가지고 있다.

우리나라에서는 현재 20여 종의 동충하초가 발견되었는데, 이들은 대부분 계곡이 있고, 잡초가 비교적 적게 자란 습지에서 발견되었으며, 대부분 크기가 작은 것이 특징이다.

이들이 주로 채집되는 시기를 보면 5월에서 8월 사이인데, 기후의 변화에 매우 민감한 반응을 보이기 때문에 채집이 매우 까다롭다. 또한 성장 시기별로 침입하는 균도 달라 어려운 점이 많다.

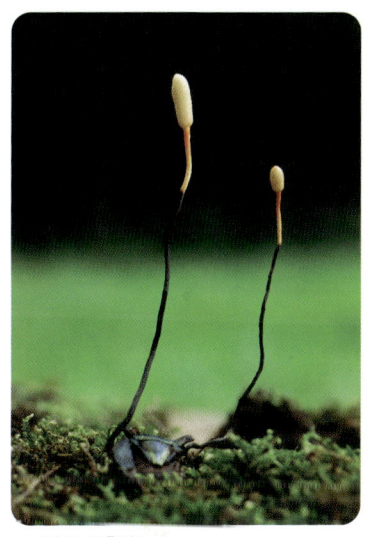
노린재 동충하초

만병통치약으로 알려진 동충하초에는 면역 기능을 강화하는 성질이 함유되어 있다. 이 면역 기능이 높아지면 당연히 어떤 병에 대해서라도 저항력이 증가하여 잘 걸리지 않게 될 뿐만 아니라, 회복의 속도도 빨라진다. 자연적으로 동충하초는 체력을 증강시킴으로써 감기, 폐결핵, 만성 기침, 천식, 발작, 빈혈, 허약, 남성의 성적기능 장애, 고혈압 등에 좋은 치료 효과를 나타내며 피로회복에도 탁월한 효과를 나타낸다. 이 중에서도 자연 치유력은 호흡기 계통의 병에 효과가 뛰어나다. 항암제로서 최근의 연구에 의하면 동충하초에 종양 억제율이 83%라는 대단히 높은 항암 성분이 들어 있음이 발견되었다.

## 마군단 위력의 비밀

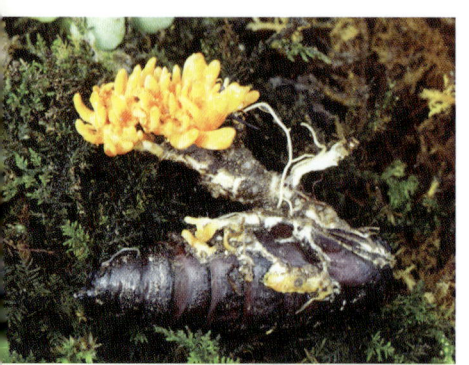
동충하초

자연 치유력을 지닌 동충하초는 심한 운동으로 인하여 체력 소모가 많은 경우에 피로의 회복 시간을 단축시켜 주는 효과가 있다는 것은 앞에서 이미 밝혔다. 그것이 지난 1992년 히로시마 세계 육상 선수권 대회의 육상 종목에서 세계 기록을 낳게 한 중국의 '파워의 비밀'이 되기도 했다.

그 당시, 육상팀의 코치를 맡았던 마준인 코치의 인터뷰에서 다음과 같은 충격적인 증언을 밝힘으로써 세상에 알려진 사실이다. "당신들이 우리가 무엇을 마시고 있는가를 알고 싶다면 대답하겠다. 우리들은 완전한 천연식품인 중초왕(동충하초) 복용액을 마시고 있다."고 밝힘으로써 동충하초에 대한 관심을 높였다.

또한 동충하초는 노화방지와 항피로작용이 있어서 동충하초를 복용할 경우 고된 정신적 · 육체적 노동으로부터 피로를 빨리 회복시켜 주고 언제나 젊은이 같은 힘을 유지시켜주기 때문에 힘이 빠지는 중년층과 노년층의 보신에 좋은 이상적인 천연식품이라 할 수 있다. 중국의 진시황과 양귀비가 상비약으로 애용했고, 1997년 타개한 중국 정치 지도자 등소평도 평상시에 강정강장제로 복용했다고 한다.

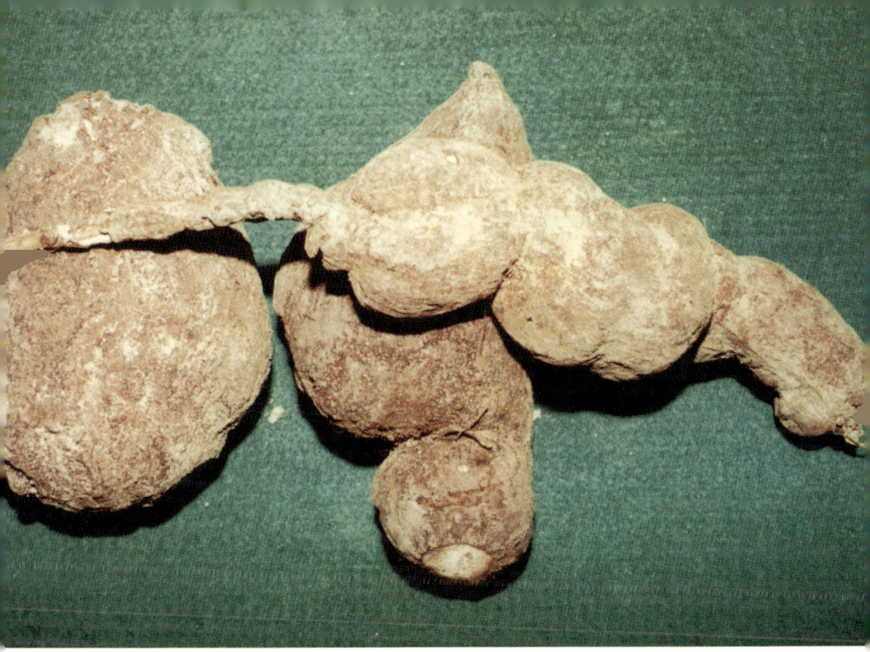

# 복령

03 버섯

- 학 명 : *Poria cocos*
- 과 명 : 구멍장이버섯과
- 생약명 : 茯苓(복령)
- 영어명 : Tuchahoe

## 이수삼습(利水滲濕)의 상용약

이 약은 감(甘), 담(淡)하며 성(性) 평(平)하다. 담(淡)은 삼습(滲濕)하고 그 성(性)이 평(平)하고 화(和)하기 때문에 이수(利水)하면서 정기(正氣)를 상(傷)하게 하지 않는다. 이 때문에 이수삼습(利水滲濕)의 상용약(常

用藥)으로 널리 쓰이게 된 것이다.

따라서 수습정체(水濕停滯)와 방광(膀胱)의 기화불행(氣化不行)으로 인한 소변불리(小便不利), 수종증(水腫證)에는 계피, 백출, 저령, 택사 등을 가하여 온양화기(溫陽化氣)하고 이수삼습(利水滲濕)하는 작용을 증강시킨다(五苓散).

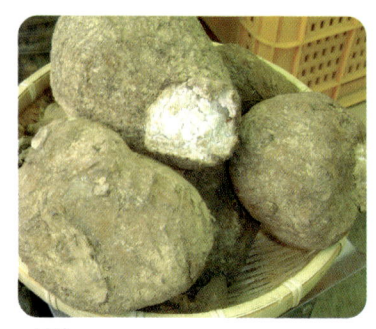
복령

또 습열(濕熱)과 한습(寒濕) 등 그 성질에 따라 알맞은 약을 가하여 쓰는데, 습열(濕熱)에는 차전자, 목통을 배합하고, 한습(寒濕)에는 부자, 건강 등을 배합하여 쓴다.(蔘苓白朮散)

그리고 복령은 이수삼습(利水滲濕)하고 동시에 건비보중(建脾補中)하므로 비약(脾弱), 수습정축(水習渟滀)에 의한 담음두현(痰飮頭眩), 심계(心悸), 해수(咳嗽) 등에 응용하면 표본(標本)을 함께 치료하는 효과를 얻을 수 있다. 그 예로 계피, 백출, 감초를 배합하면 척담견음(滌痰蠲飮)하는 효과를 얻을 수 있다.(苓桂朮甘湯)

이 약은 건비보중(建脾補中)하며 미감성평(味甘性平)의 특징을 가지고 있다. 감(甘)은 보(補)하고 담(淡)은 이(利)한다.

예를 들면, 비위(脾胃)가 허약하여 수습(水濕)을 운화(運化)하지 못하기 때문에 생기는 신권식소(身倦食少), 복창장명(腹脹腸鳴), 설사 등에는 건비익기(建脾益氣) 작용이 있는 인삼, 백출, 산약, 연자육 등을 배합하여 쓴다.(蔘苓白朮散)

이 약은 심(心), 비(脾), 신(腎)으로 들어가 건비(建脾), 영심(寧心), 안신하는 효능을 나타내므로 인삼, 당귀, 용안육, 산조인 등을 배합하여 이러한 목적에 쓴다.(歸脾湯)

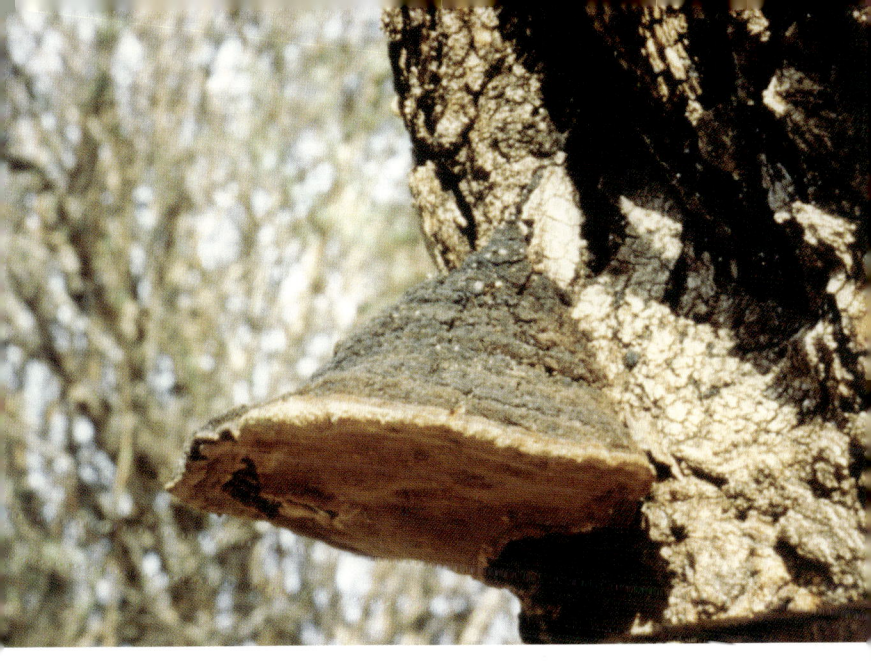

# 상황버섯 04 버섯

- 학　명 : *Phellinus linteus*
- 과　명 : 소나무비늘버섯과

　상황버섯은 담자균류의 소나무비늘버섯과에 속하는 곰팡이로 뽕나무의 줄기에 기생하는 버섯이다.

　버섯 전체가 목질화되어 딱딱한 편구형 또는 말굽 모양을 하고 있으며 갈색, 암회갈색, 황색 또는 흑색을 띤다. 깊은 산 계곡의 습기 많은 곳에 뽕나무나 참나무 등의 고목에 자생하거나 재배되고 있다. 그러나 최근에

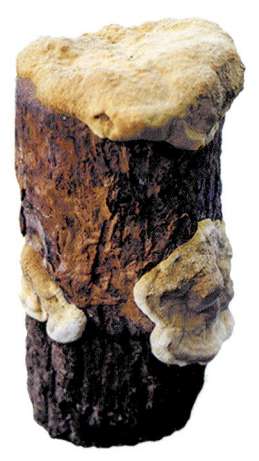

상황버섯(재배)

는 중국산, 북한산이 수입되는 형편이며 또한 재배에도 성공하여 많은 이들이 항암약재로 사용할 수 있게 되었다.

야생 버섯은 3~4년간 영년으로 성장하는데 갓의 두께가 두꺼운 것일수록 좋으며, 뽕나무 그루터기에 자생하는 노란색의 버섯으로 초기에는 노란 진흙탕이가 뭉쳐진 것 같은 형태로 유지되다가 다 자란 후의 모습은 그루터기에 혓바닥을 내미는 모습이라서 수설이라고도 한다. 순수한 자연산 상황버섯은 물에 달였을 때 노란색이거나 담황색으로 맑게 나타나며 맛과 향 등이 없는 것이 특징이다.

암에 대한 약리 작용은 "다당체"라는 물질이 다량 함유되어 있는데 이것이 부패물을 분해하는 것이며 바로 암 물질을 분해하는 것이다.

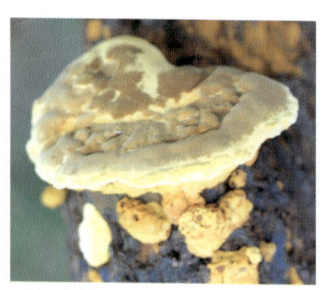

암 저지율이 높은 상황버섯

각종 암의 저지율이 96.7%, 종양 완전퇴숙 87.5%(일본 국립암연구소)라는 결과가 발표되면서 의학계에 관심이 모아졌고, 국내외 제약회사 및 약학대학의 동물실험 약리작용과 임상 결과 효능이 우수한 것으로 판명되었다.

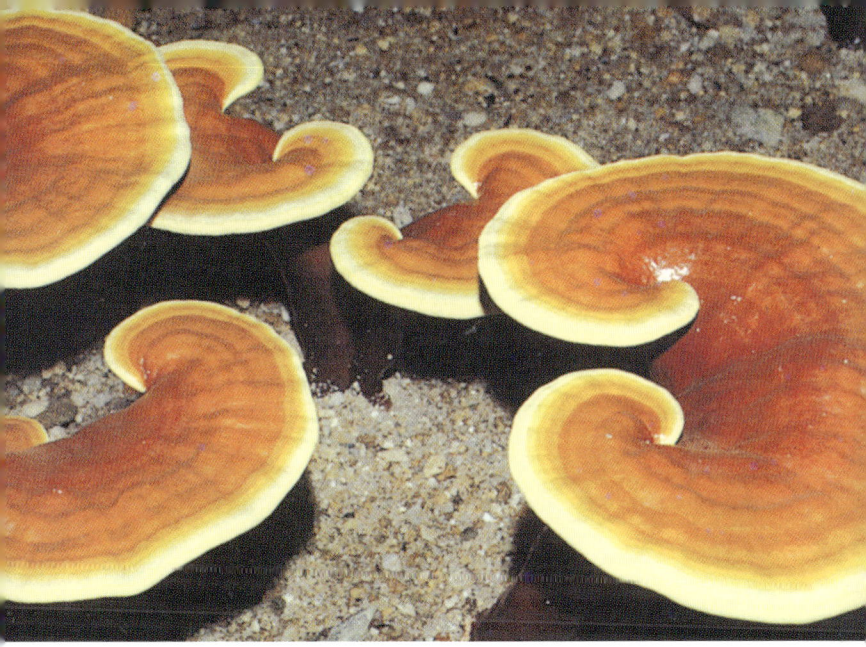

# 영지버섯(靈芝) 05 버섯

- 학 명 : *Ganoderma lucidum* Karst.
- 과 명 : 구멍장이버섯과
- 생약명 : 靈芝(영지)
- 영어명 : Reishi

## 신경쇠약 고혈압 각종 암에 사용

영지는 활엽수의 고사목 그루터기에 자생하는 버섯의 일종이다. 우리나라에서는 영지 또는 불로초라 부른다. 약물학적 별명은 적지, 홍지, 목령지, 군령지 등이며 중국에서는 신지, 옥래, 불사초, 신초, 영지초 등으로 불린다. 여름에 활엽수 뿌리에서 발생하여 땅 위에도 돋는다.

갓과 자루 표면에 옻칠을 한 것과 같은 광택이 있는 1년생 버섯이다. 갓은 반원형, 신장형 또는 부채 모양이며 표면이 편평하고 동심형의 환구(環溝)가 있다. 처음에는 난황백색이나 황갈색 또는 적갈색으로 변하고 노성하면 밤갈색으로 된다. 살은 코르크질이며, 상하 2층으로 상층은 거의 백색이고 관공(管孔)부분의 하층은 살색이다.

영지버섯은 북아메리카, 아시아, 유럽에 널리 분포하고 있으며, 활엽수 고사목에 발생하는 백색 목재 부후균이며, 30℃ 이상의 고온기에 다습조건에서 잘 생육한다. 그 종류는 갓과 대표면의 색택에 따라 적지, 흑지, 황지, 자지, 청지, 백지 등으로 나누며, 분류학적으로는 60여 종이 있다고 보고되고 있다.

한방에서는 강장, 진해, 소종(消腫) 등의 효능이 있어 신경쇠약, 심장병, 고혈압과 각종 암 등에 사용한다. 이 버섯은 갓자루가 단단한 각피로 싸여 있고 니스를 칠한 것 같은 광택이 있어 일본에서는 만년버섯, 중국에서는 영지라고 하여 한약 재료로 귀하게 사용하고 장식용으로도 이용된다. 분포지역은 세계적으로 널리 분포되어 있다.

## 당뇨병 등에 특효

쌀, 보리, 설탕, 밀가루 등을 지나치게 정제해서 먹으면 췌장에서 다량의 '인슐린'을 내뿜게 되어 췌장의 노쇠가 발병의 원인이 되며 피로, 권태증, 구토, 공복감, 시력저하, 다뇨가 일어나고 수족의 부종, 습진이 일어난다. 영지는 혈액을 정화시켜 혈류를 돕기 때문에 췌장의 기능을 정상적으로 이끌어 가며, 혈중의 콜레스테롤 및 기타 노폐물을 제거하며 피를 맑게 한다.

「본초강목」과 「신농본초경」에는 남자의 정력을 높이는 약재로서 영지를 으뜸으로 기록하고 있다.

급만성 간염, 위염, 위궤양 등의 소화기병에도 치료율이 80%로 상승하였으며, 현대의

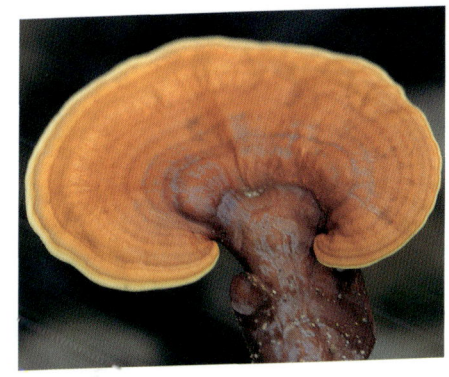
영지버섯

학에서 난치병으로 여기는 알레르기성 기관지염, 기관지 천식에도 놀라운 효과를 보였는데 이는 면역기구를 강화하거나 정상화 작용을 지속시켜 근본적으로 바꾸어 주기 때문으로 여겨진다.

영지 50g이 10일분인데, 이 50g을 약탕기에 넣고 물 3ℓ를 붓고 2~3분간 끓인 후, 일단 불을 끄고 5분쯤 지나서 약한 불로 30분간 달이면 1500cc의 액이 되면서 초탕이 완료된다.

초탕 달인 액을 용기에 옮겨 붓고 두 탕째부터는 가위로 잘게 잘라서 (1cm 크기) 초탕과 같은 방법으로 1, 2, 3, 4회 달인 물을 혼합하면 6ℓ 정도 된다. 1일 240cc를 2~3회에 나누어 마시는 것이 좋으므로 1회 복용량은 80~120cc가 좋다. 달인 영지는 필히 냉장고에 보관해야 한다. 4탕이 끝난 영지는 버리지 말고 목욕할 때 욕조에 넣으면 전신미용에도 좋은 효과를 볼 수 있다.

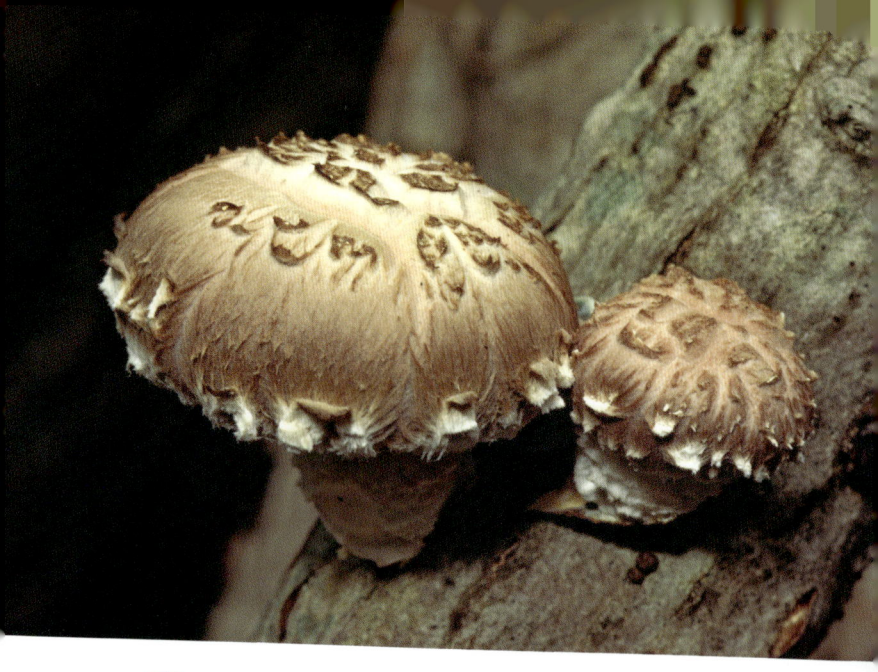

# 버섯 06 표고버섯

- 학  명 : *Lentinula edodes* (Berk.) Pegler
- 과  명 : 느타리과
- 생약명 : 香蕈(향심)
- 영어명 : Oak mushroom

## 성인병 예방, 당뇨병 등에 탁월

　표고버섯은 느타리과에 속하는 식용버섯으로 고목에서 자생 또는 재배하고 있다.

　동아시아로부터 동남아시아에 걸쳐 있으며, 남반구의 뉴기니아 및 뉴

질랜드 등에도 분포하는 버섯이다. 메밀잣밤나무나 떡갈나무류 등의 활엽수가 바람에 넘어지면 그 나무에서 또는 고목에서 대개는 발생한다. 그러나 드물게 삼나무나 소나무 등의 침엽수 및 대나무류의 단자엽 식물에서도 나오는 수가 종종 있다.

표고에 관한 고대의 기록을 보면, 최우가 말하기를 "버섯류를 먹으면 독열(毒熱)을 제거하고 생기가 돌고 체내의 열을 식힌다. 버섯은 겨울에 자라서 희고 부드러운 것이 독이 없으며, 오래 먹으면 위와 장을 튼튼히 한다."라고 하였다. 「양생요집」에서는 "맛은 달고, 성질은 온(溫)하고, 평(平)하며, 이것을 먹으면 몸의 동작을 가볍게 하고 9궁(九宮)의 기능을 좋게 한다."라고 하였다.

위의 고대 기록을 보면 알 수 있듯이, 버섯류는 산이나 들에서 자생하고 있던 것을 일반인들이 진미로 먹거나 건강식품으로 귀하게 여겼던 것이다.

건강식으로 전혀 손색이 없는것으로 알려진 표고버섯의 영양적 가치와 약효가 연구되기 시작한 지는 불과 20여 년 밖에 되지 않는다. 그러나 성인병 예방, 암세포 증식 억제, 고혈압, 당뇨병 등의 개선 효과가 탁월한 것으로 연구되어졌으며, 또한 식이섬유를 포함한 저칼로리 건강식품이라고 밝혀진 바 있다.

## 저칼로리 건강식품

표고버섯의 일반 성분은 단백질과 지방질, 당질이 많이 포함되어 있다. 비타민류에서는 비타민 $B_1$과 $B_2$, 나이아신을 함유하고 있으나 비타민 A와 C는 전혀 함유하고 있지 않으며, 비타민 $B_1$, $B_2$는 채소에 비해 거의 두 배의 영양을 가지고 있다.

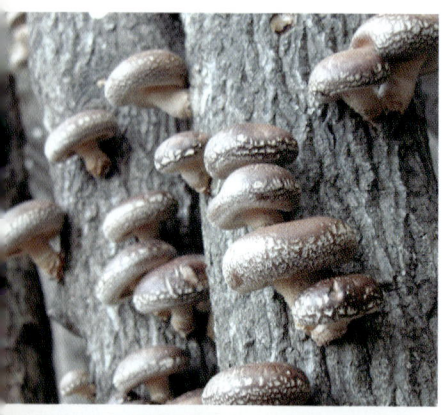

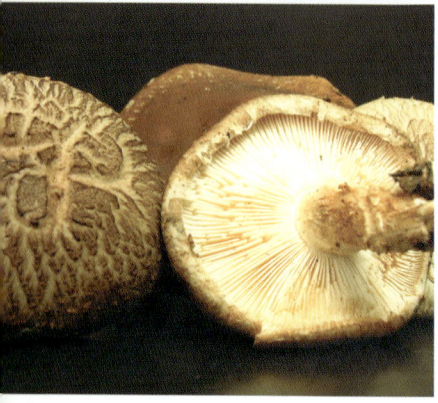

표고버섯(재배)

표고의 100g당 주요 성분함량을 보면 열량 272cal, 단백질 7.58g, 지방 0.93g, 탄수화물 11.42g, 칼슘 300mg, 칼륨 420mg, 인 800mg, 비타민 $B_1$ 123mg, 비타민 $B_2$ 10.5mg, 나이아신 250mg이다.

표고버섯에 들어있는 무기질은 칼슘과 인이 가장 많으며, 또한 산소 운반 역할을 하는 혈액 중의 헤모글로빈을 생성하는 철분도 다량 포함하고 있다. 표고버섯은 목이버섯 다음으로 식이섬유가 많이 들어 있어 변비 예방에 도움을 준다.

또한 표고버섯에는 비타민 D의 효과를 가지는 에르코스테롤이 많이 함유되어 있어 체내에서 자외선을 받으면 비타민 D로 생성이 된다.

최근에는 버섯에 들어있는 에리다데닌이라는 특수성분은 혈액 중의 콜레스테롤을 제거하므로 고혈압 예방 효과를 기대할 수 있게 되었다.

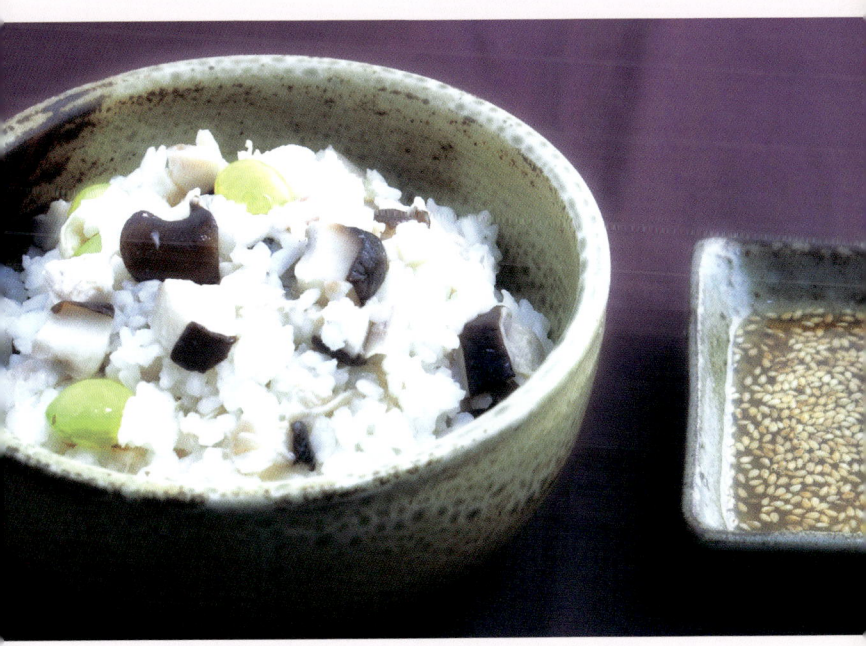

맛도 좋고 몸에도 좋은 표고버섯 닭고기영양밥

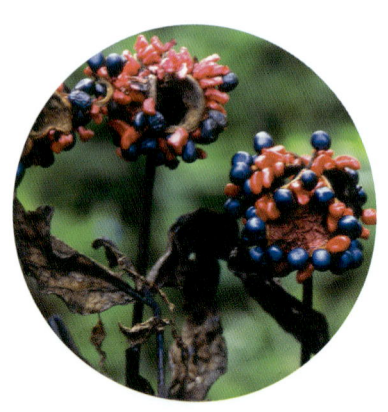

# 04

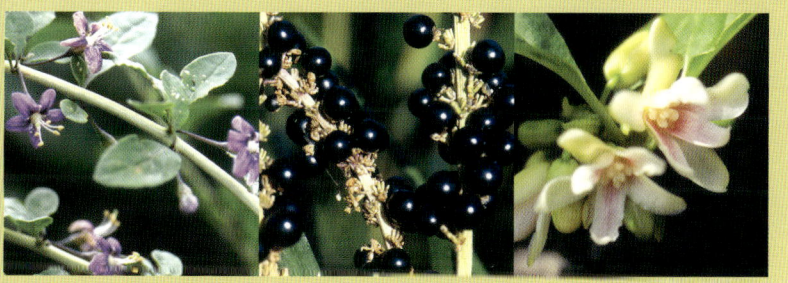

# 한방 약초로
# 약술 담기

### 전통 발효주 담그는 과정 요약

#### 가. 준비할 재료(약주 12~13ℓ, 탁주 27~28ℓ 용량)

쌀 5kg, 물 8ℓ, 개량누룩 100g(재래누룩 500g), 분말효모 4g(1티스푼), 젖산 4.4~4.8㎖(또는 구연산 16~20g), 찜통 1개, 광목천 2장, 발효통 1개(18ℓ 이상), 공기 차단기 1개, 약주 여과주머니 1장, 2ℓ용 병 또는 작은 항아리 1개

#### 나. 밑술 만들기

1. 2ℓ용 병 또는 항아리에 물 600㎖, 개량 누룩 20g(재래누룩 80g), 효모 4g(약 6㎖)을 넣고 30~60분 정도 두었다가 잘 저어서 누룩과 효모가 골고루 용해되게 한다.
2. 5㎖용 피펫(pipet:액체나 기체 측용기)이나 용량 표시가 가능한 약스푼으로 젖산 4.4~4.9㎖(약 1티스푼)를 담아 위에서 만든 액체에 넣는다. 또는 구연산 16~20g을 넣는다.
3. 밥을 꼬들꼬들하게 지어 가득 담은 공기밥 2공기(생쌀 400g)를 발효제를 용해시킨 통에 넣는다. 작은 냄비에 생쌀 400g을 넣어 고두밥을 만들어 사용하는 것이 원칙이나 번거로운 공정을 간단히 하기 위해 밥으로 대신할 수 있다.
4. 발효통 입구를 천 또는 한지로 덮은 다음 묶는다. 입구가 좁은 경우에는 이불솜으로 입구를 꽉 막는다.
5. 3~5일간 23~28℃를 유지하면서 하루에 두어 번씩 흔들어주거나 저어주면서 밑술을 발효시킨다. 완성된 밑술은 냉장고에서 2~5일 정도 보관 가능하나, 가급적 빠른 시일 내에 사용하는 것이 좋다.

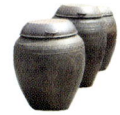

## 다. 고두밥 만들기

1. 쌀 4.6kg을 깨끗이 씻어서 2시간 물에 불렸다가 건져낸다.
2. 물에 불린 쌀을 바구니에 담아 1시간 동안 물을 뺀다.
3. 물기를 뺀 쌀을 광목천에 담아 찜통이나 시루에 넣고 쪄서 고두밥을 만든다.
4. 김이 나기 시작할 때부터 40~60분간 찐다.
5. 불을 끈 상태에서 20분 정도 뜸을 들인다.

## 라. 담금

1. 물 7.4ℓ와 개량누룩 80g(재래누룩 420g)을 발효통에 넣고, 완성한 밑술을 부은 후 골고루 섞어준다.
2. 고두밥을 풀어헤쳐서 23~28℃로 낮춘 다음 발효통에 넣고 골고루 저어준다. 보통은 기능성을 강화하기 위하여 첨가하는 약재는 이 과정에서 첨가하는데 미리 정해진 방법으로 전처리[보통 이것은 포제(炮製) 또는 법제(法製)라고 함]하여 잘게(약재의 재질이 단단한 것은 더 잘게, 재질이 성긴 것은 좀 크게) 자른 약재를 고두밥과 함께 섞어서 발효통에 넣는다.
3. 발효통 뚜껑을 닫고, 공기 차단기에 소독용 알코올이나 물을 넣어 뚜껑에 꽂아 담금을 완성한다.

## 마. 1차 발효

1. 발효시키는 동안 온도를 23~28℃로 유지한다. 32℃ 이상으로 온도가 올라가지 않도록 주의한다.
2. 술을 담금한 후 2~3일간은 시간 간격을 두고 하루에 1~2번 정도 저

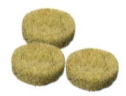

어준다. 처음에는 술덧이 빽빽하여 젓기가 힘드나 시간이 지날수록 발효가 진행되어 젓기가 쉬워진다. 어느 정도 발효된 후에는 저어주지 않아도 된다.

## 바. 탁주 만들기

1. 담금일로부터 5~7일 후에 술을 잘 저은 다음 술덧 일부분을 떠내서 체를 받치고 손이나 주걱으로 가볍게 문지르면서 술을 걸러낸다. 탁주 여과주머니가 있으면 주머니에 술덧을 넣고 주물러서 술을 짜낸다.
2. 걸러진 술의 양에 1~1.5배의 물을 첨가하여 알코올 도수 5~8%의 탁주를 만든다.
3. 비발효성 감미료(아스파탐, 스테비오사이드, 자일리톨 등)를 소량씩 첨가해가면서 단맛이 적당한 탁주를 만든다. 감미료를 넣지 않아도 되지만 좀 더 맛있는 탁주를 만들려면 넣는 것이 좋다.
4. 내압용 페트병에 담아 하루 정도 실내에 방치하여 후발효시킨다. 병 속에 탄산이 포화되어 딱딱해지면 냉장고에서 숙성시킨다. 그러면 탄산이 함유된 상쾌한 맛의 탁주가 완성된다. 탁주를 만들지 않는다면 탁주 만들기 과정은 생략한다.

## 사. 약주를 만들기 위한 2차 발효

1. 탁주를 만들고 남은 나머지 술을 담금일로부터 6~12일간 발효시키면 알코올 농도 17% 내외의 원주가 완성된다. 발효기간이 1~2일 앞당겨진 것은 밑술을 사용해서 발효가 빨리 진행되었기 때문이다.
2. 공기 차단기로 탄산가스가 더 이상 빠져나오지 않으면 발효가 끝난 것으로 본다. 발효가 끝난 술덧은 위쪽의 맑은 술과 술지게미로 나뉜다.

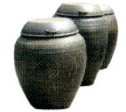

## 아. 약주의 여과

1. 발효 원주를 약주 여과주머니로 1차 여과한 다음 유리병에 넣는다.
2. 이것을 냉장고나 시원한 곳에서 3~7일간 둔다.
3. 보관해둔 원주를 흔들리지 않게 꺼낸다. 앙금과 찌꺼기는 아래쪽에 가라앉고, 위쪽은 맑은 약주가 된다.

## 차. 병에 담기

1. 살균소독한 병을 미리 준비한다.
2. 사이펀 튜브나 플라스틱 튜브를 이용해 앙금이 흔들리지 않게 조심스럽게 병에 옮겨 담는다. 알코올 도수 17% 내외의 약주가 완성된다.
3. 알코올 도수가 낮은 약주를 원한다면 물을 추가하여 농도를 낮춘다. 알코올 도수 17%짜리 약주가 10ℓ 라면 물 4.2ℓ를 섞어주면 12%짜리 약주 14.2ℓ가 된다.

## 차. 숙성

병에 담은 약주는 그냥 마셔도 좋으나 냉장고에서 10일 정도 숙성시키면 맛과 향이 훨씬 뛰어난 약주가 된다. 저온에서 오랫동안 숙성시키면 맛과 향이 더욱 좋아진다.

전통약주 중에는 백일주가 많은데, 이것은 발효와 숙성기간이 백일 걸렸다는 뜻으로 대부분 술의 숙성기간에 해당된다. 휘발성 정유성분이 많은 약재의 경우에는 이 숙성 과정에서 약재를 첨가하기도 한다.

# 01 골담초 주

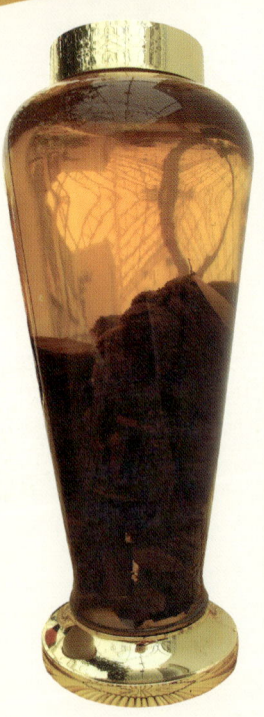
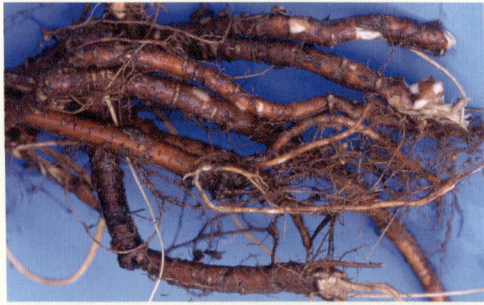
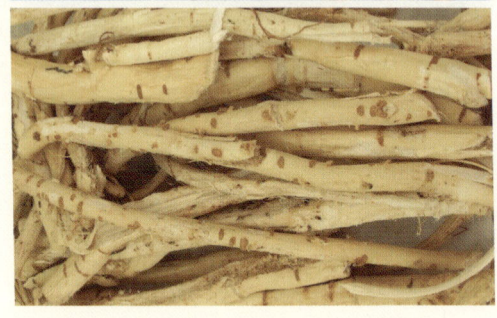

골담초를 침출주로 담글 때는 가을에 수확하여 겉껍질을 벗기고 건조한 골담초 뿌리 100g에 설탕 100g을 섞어 넣고, 소주(30%) 1.8ℓ를 부어 잘 밀봉하여 100일 정도 온도 변화가 적은 시원하고 어두운 곳에 보관하였다가 약재를 걸러내고 다시 밀봉하여 100일 정도 숙성시킨 다음 하루에 1~2회, 1회에 30㎖ 정도씩 반주로 마시거나 잠자리에 들기 전에 마시면 좋다. 또한 발효주를 담글 때에는 건조한 뿌리 200~300g에 물 20ℓ를 붓고 끓여서 충분히 추출한 다음, 술 담그기를 할 때 기본 물로 잡아주거나, 누룩과 고두밥을 비벼 넣을 때 건조한 골담초 뿌리를 잘게 썰어 함께

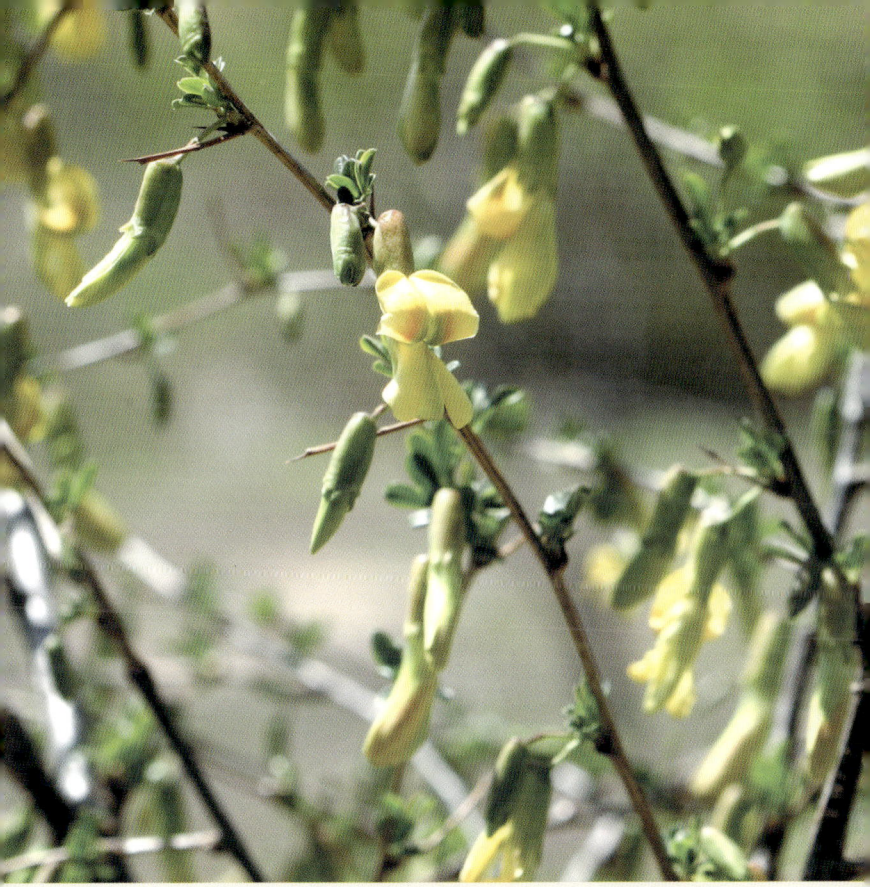

골담초 꽃과 줄기

넣어 술이 익으면 걸러서 마신다. 술을 마시지 못하는 사람들의 경우에는 앞에서 추출한 물에 엿기름을 넣고 식혜를 만들어 먹기도 한다. 또한 골담초 꽃은 꿀이 많아서 밀원식물로도 좋은데, 개화기에 꽃을 따서 바람이 잘 통하는 그늘에서 숨이 죽을 정도로 살짝 말린 다음 토기 또는 유리 항아리에 설탕과 꽃을 한 켜씩 켜켜이 쌓은 다음 1주일쯤 지나 꽃으로부터 진액이 우러나오면 여기에 소주를 부어서 100일 정도 숙성을 시킨 다음 반주로 한 잔씩 마셔도 좋은데 향이 매우 좋다.

※ 소주(30%)의 양이 1.8ℓ이고 거기에 재료가 추가되므로 2.4ℓ 정도의 병을 사용해야 한다.

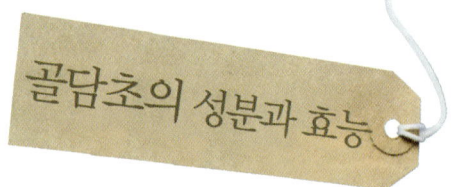

# 골담초의 성분과 효능

- **식 물 명** : 콩과(豆科;Leguminosae) 다년생 식물 골담초 *Caragna sinica* (Buchoz) Rehder[*C. chamlagu* Lamarck]
- **생 약 명** : CARAGANAE RADIX(골담근 骨膽根, 금작근 金雀根)
- **다른이름** : 판삼(板蔘), 금작근(金雀根), 토황기(土黃芪), 야황기(野黃芪)
- **사용부위** : 골담초의 뿌리를 사용한다.

- **생김새** : 낙엽성 관목으로 1.5~2m 정도 자라며 잎은 어긋나고, 1회 깃꼴겹잎이며, 소엽은 4개로서 거꿀달걀형이다. 꽃은 5월에 피는데 황색에 적색을 띠며, 열매는 9월에 길이 3cm 정도로 열린다.
- **주요 생산지** : 우리나라 전국 각지에 분포하며 꽃이 아름다워 정원에 심기도 한다.
- **성품과 맛** : 평(平)하고 쓰고 맵다(고신苦辛). 약간의 독이 있다.
- **작용 부위** : 심, 비, 폐 경락에 작용한다.
- **효능주치** : 통증을 멈추는 진통, 혈을 활성화시키는 활혈(活血), 맥을 잘 통하게 하는 통맥(通脈) 등의 효능이 있으며 신경통, 통풍(痛風), 해수(咳嗽), 대하(帶下), 고혈압(高血壓), 타박상(打撲傷) 등에 이용할 수 있다.
- **채취 및 가공** : 가을에 지상부 잎이 다 진 뒤에 뿌리를 캐서 이물질을 골라내고 물에 씻어서 말린 다음 잘게 썰어서 사용한다.
- **용법** : 건조된 뿌리 15~30g에 물 600~700㎖를 붓고 끓기 시작하면 약한 불로 줄여서 200~300㎖로 달여서 복용하거나, 가루 또는 환을 만들어 복용한다.
- **용량** : 건조한 약재로 하루 15~30g.
- **응용** : 민간요법으로는 보통 술이나 식혜로 만들어 먹는데, 신경통 치료를 위하여 골담초 뿌리를 채취하여 맑은 물로 씻고 술을 빚을 때 뿌

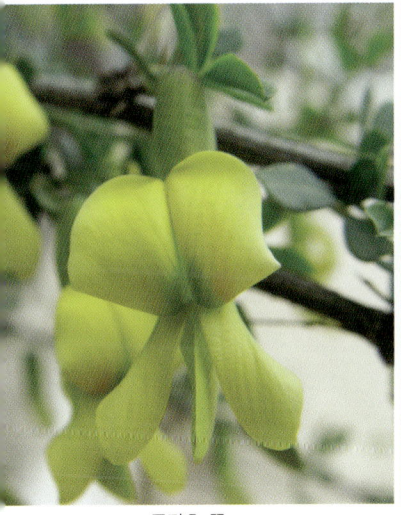
골담초 꽃

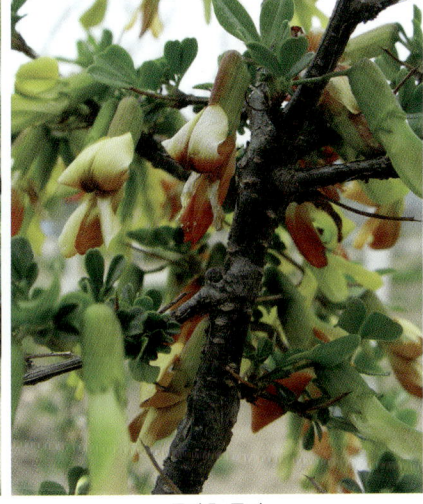
골담초 줄기

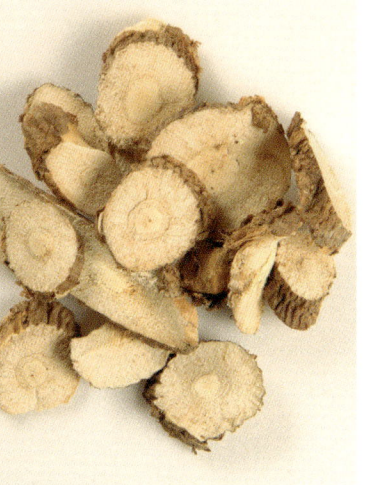
골담초 뿌리 말린 것을 약용으로 쓴다.

리를 썰어서 술밥과 함께 독에 넣어 술을 만들어 하루에 2~3회 반주[飯酒:식사할 때 작은 소주잔(약 30㎖ 정도)으로 한 잔 정도를 마시는 것을 기준으로 함]로 마신다. 또 관절염 치료를 위하여 골담초 뿌리를 건조시켜 곱게 가루 내어 3.5g씩 술에 넣어 하루 2회 복용한다.

# 02 구기자 주

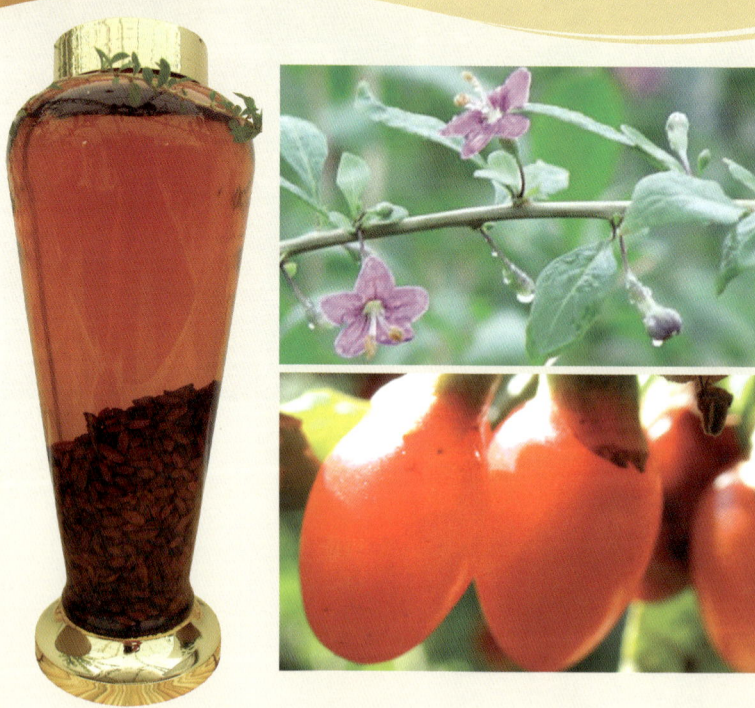

구기자는 예로부터 간과 신, 폐의 기운을 돕는 명약으로서 민간에서 술 담그기를 하여 애용해오던 귀한 약재였다. 보통 구기자(열매)와 지골피(뿌리껍질)를 이용하는데, 말린 구기자 50g에 지골피(구기자나무 뿌리껍질) 50g, 설탕 100g을 켜켜로 쌓고, 소주(30%) 1.8ℓ를 부어 밀봉한 다음 어둡고 시원한 곳에 100일 정도 보관한 후 약재를 걸러내고 다시 밀봉하여 100일 정도 더 숙성시킨 다음 하루에 1~2회, 1회에 30㎖ 정도씩 반주로 마시거나 잠자리에 들기 전에 마시면 좋다.

발효주를 담글 때에는 건조한 구기자 200~300g에 물 20ℓ를 붓고 끓여

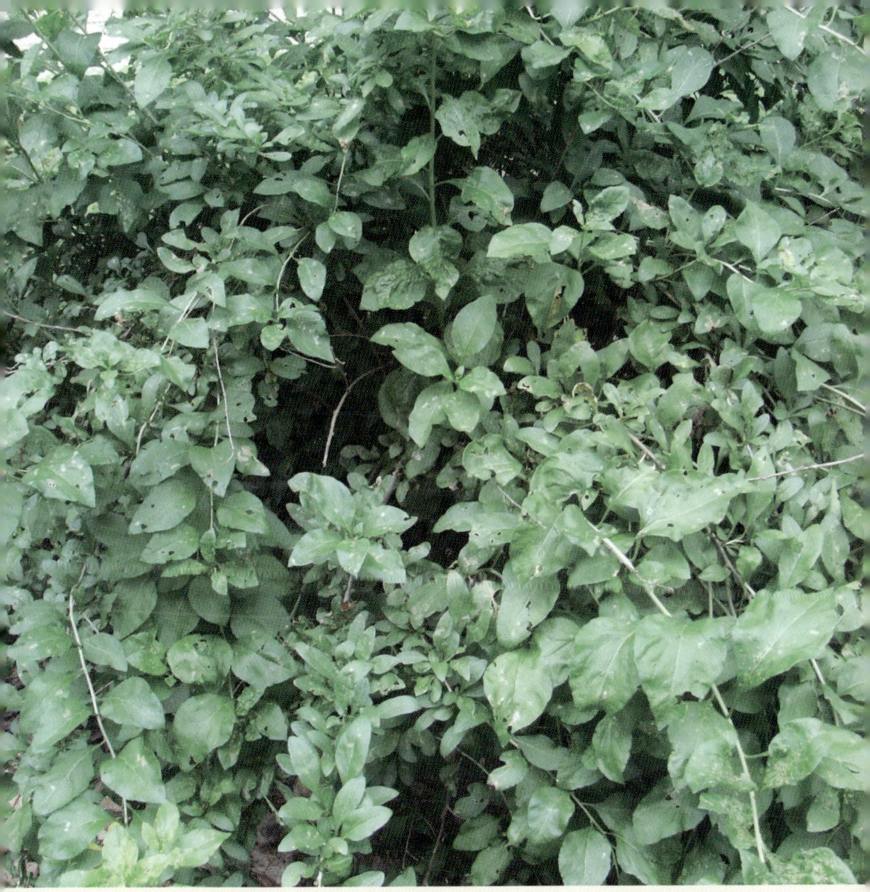

구기자 잎과 줄기

서 충분히 추출한 다음, 술 담그기를 할 때 기본 물로 잡아주거나, 누룩과 고두밥을 비벼 넣을 때 구기자나 지골피를 함께 넣어 술이 익으면 걸러서 마신다.

※ 소주(30%)의 양이 1.8ℓ이고 거기에 재료가 추가되므로 2.4ℓ 정도의 병을 사용해야 한다.

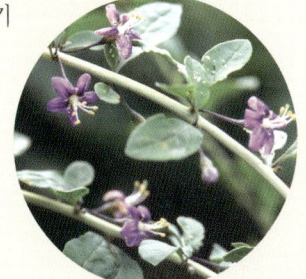

구기자 꽃과 줄기

# 구기자의 성분과 효능

- **식 물 명**: 가지과(Solanaceae) 덩굴성 관목인 구기자나무 *Lycium chinense* Mill., 중국에서는 주로 영하구기(寧夏枸杞) *L. barbarum* L.
- **생 약 명**: LYCLL FRUCTUS(구기자 枸杞子)
- **다른이름**: 순기자(荀起子), 첨채자(甛菜子), 기(杞)
- **사용부위**: 성숙(成熟)한 과실을 건조한 것으로, 여름부터 가을에 걸쳐 성숙한 것을 채취하며 양건한다. 뿌리는 심을 빼내고 껍질 부위만 따로 사용하는데 지골피(地骨皮)라고 하며, 잎은 구기엽이라 한다.

- **생김새**: 갈잎떨기나무로서 높이는 1~2m 정도 자란다. 꽃은 연한 자줏빛으로 6~9월에 1~4개씩 잎겨드랑이에 핀다. 열매는 한쪽이 뾰족한 방추형으로 조금 납작하고 길이 6~18㎜, 지름 3~8㎜이다. 열매의 표면은 선홍색 또는 암홍색으로 끝 부분에는 작고 볼록한 모양의 암술대 자국이 있고 기부에는 흰색의 열매자루(果梗) 자국이 있다. 열매 껍질은 부드럽고 질기며 쭈그러졌고, 과육의 육질은 부드럽고 윤택(柔潤)하면서 점성(粘性)이 있으며 많은 종자가 들어 있다.
- **주요 생산지**: 우리나라의 각지에서 재배하고 있으며 전통적으로 전남의 진도

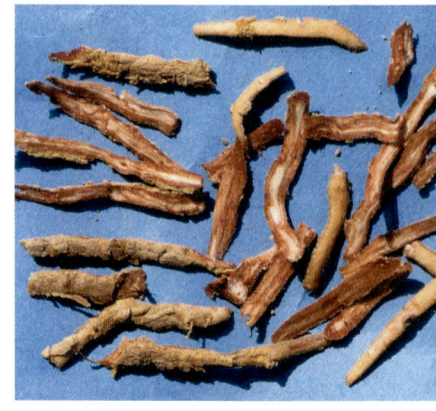

구기자 뿌리 껍질을 건조한 것(지골피)

지방이 특산지이고, 최근 충남의 청양이 새로운 특산지로 자리 잡고 있다.

- **성품과 맛** : 차고(한寒), 달며(감甘) 독성이 없다.
- **작용 부위** : 간(肝), 신(腎) 경락에 작용한다.
- **효능주치** : 신(腎)의 기운을 자양하고(자신滋腎), 폐를 윤활하게 하며(윤폐潤肺), 간의 기운을 보하고(보간補肝), 눈을 밝게 한다(명목明目). 간과 신 경락의 음기가 훼손된 것을 치료하며(치간신음휴治肝腎陰虧), 허리와 무릎 아픈 데(요슬산연腰膝痠軟), 머리가 어지러운 데(두훈頭暈), 현기증(목현目眩), 눈이 침침하고 눈물이 많은 데(목혼다루目昏多淚), 허로(虛勞)에 의한 해수, 소갈증(消渴:당뇨), 유정(遺精:정액이 흘러나가는 증상) 등을 치료하는 데 유용하다. 특히 간과 신의 음기(陰氣:몸 안에서 에너지를 생성하는 데 필요한 에너지 소스)가 부족하여 오는 증상을 치료하는 데 구기자는 매우 유용하다.
- **채취 및 가공** : 구기자는 무한화서(無限花序:아래에서부터 끊임없이 꽃이 피고 열매가 맺는 성질로서 온

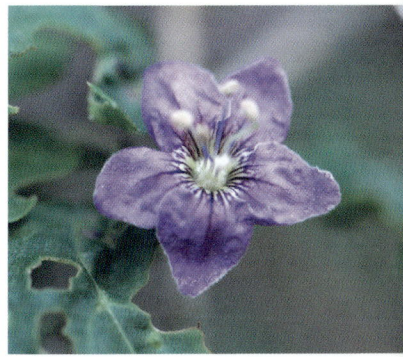

구기자 꽃

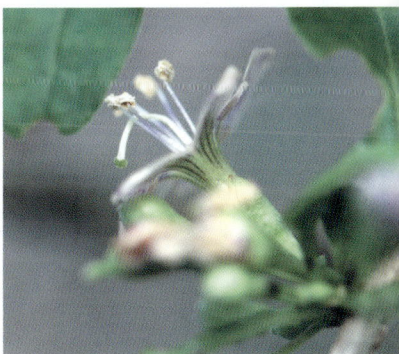

구기자 꽃(측면)

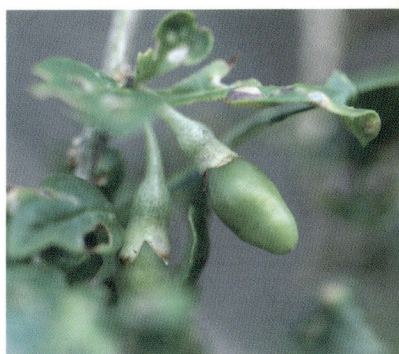

덜 익은 구기자 열매

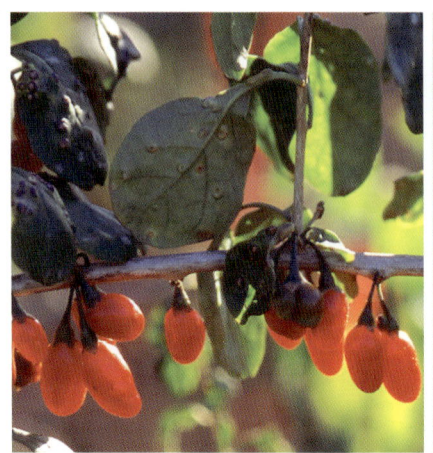 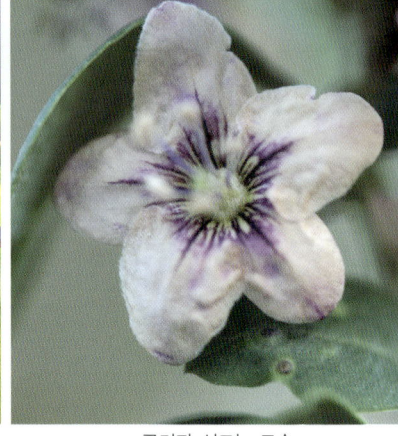

| 구기자 완숙 열매 | 구기자 시드는 모습 |

도만 떨어지지 않고 양분과 수분관리를 잘 해주면 겨울에도 계속 꽃이 핀다.) 이기 때문에 고추처럼 계속해서 꽃이 피고 익는다. 따라서 열매가 익는 대로 채취하여 이물질을 제거하고 건조하여 이용한다. 가지와 꼭지를 떼어내 버리고, 색깔이 선명한 것을 골라서 깨끗이 씻은 다음 청주나 막걸리에 하룻밤 담갔다가 사용하면 더욱 좋다. 사용 전 프라이팬에

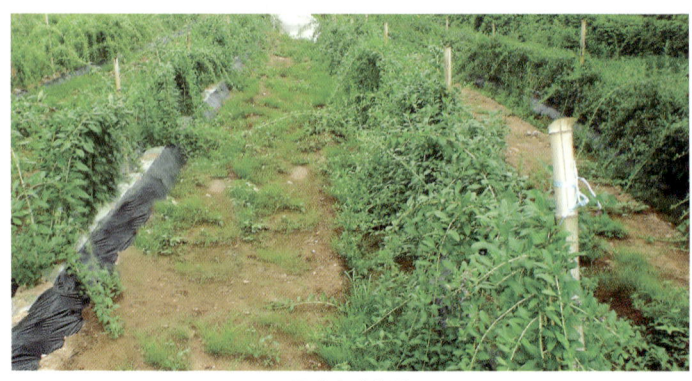

구기자 재배 밭

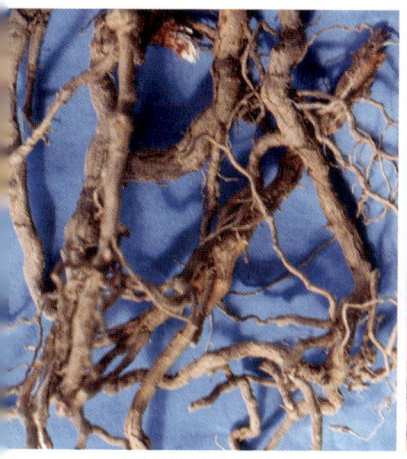
구기자 뿌리 말린 것

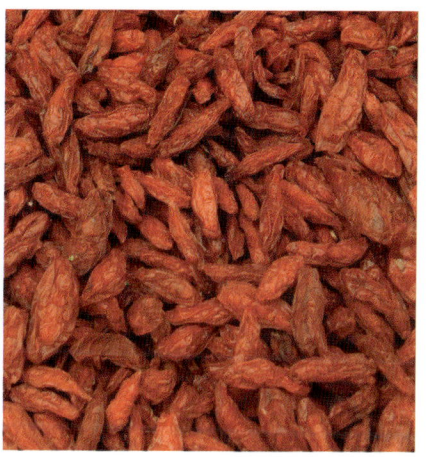
구기자 열매 말린 것

넣고 살짝 볶아서 사용하면 구기자 고유의 매운맛을 제거하고 맛을 부드럽게 하는 데 좋다.

- 용법 : 물에 끓여서 복용하거나 가루로 하여 복용한다. 보통 프라이팬에 볶은 구기자 5~10g에 물 600~700㎖를 붓고 끓기 시작하면 약한 불로 줄여서 200~300㎖로 달여서 하루 두 번에 나누어 복용하거나, 당귀, 국화, 두충 등과 혼합하여 차로 달여서 마시기도 하며, 국화, 숙지황, 산수유 등과 혼합하여 환을 만들어 복용하기도 한다(구국지황환枸菊地黃丸). 또한 산약, 지황, 황기 등과 배합하여 소갈증(消渴症:당뇨)을 치료하는 데 이용하기도 한다.
- 용량 : 말린 것으로 하루에 6~12g.
- 사용상의 주의사항 : 맛이 달고 질이 윤(潤)하기 때문에 비가 허(虛)하고 습사가 쌓여 막힌 증상 및 장활(腸滑:장이 지나치게 윤활하여 설사 등이 나타나는 증상)인 경우에는 모두 사용을 삼간다.
- 응용 : 지방간이나 고혈압에도 응용할 수 있으며, 정기를 보충하고, 안색을 희게 하며 눈을 밝게 하고 정신을 안정시키는 데 좋은 약재이다.

# 03 더덕주

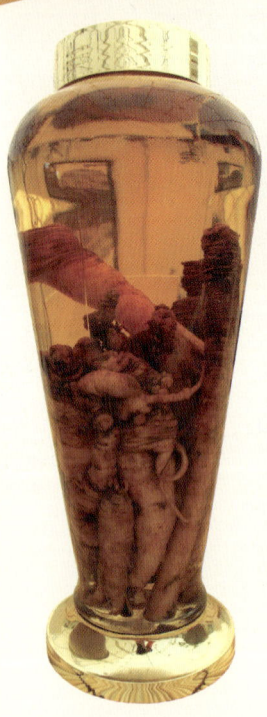

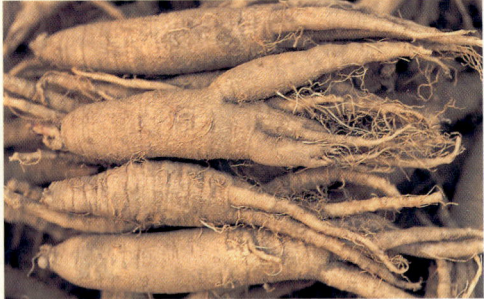

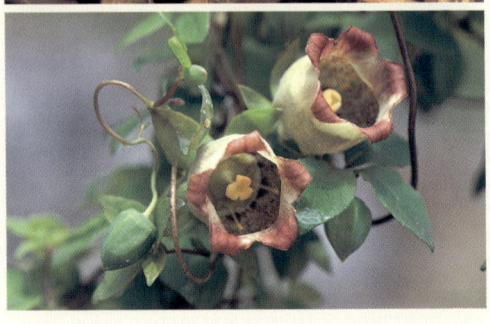

더덕은 담을 삭이고 가래를 배출하는 효과가 탁월하고, 주변에서 쉽게 구할 수 있으며, 재배도 용이하기 때문에 예로부터 애용해왔던 귀한 약초였다. 생뿌리를 캐서 곁뿌리 사이의 흙을 잘 제거한 다음, 그대로 소주를 부어 추출을 하거나[보통 500~600g에 소주(30%) 1.8ℓ 1병 정도], 말린 더덕 100~200g에 소주 한 병을 부어서 우려내기도 하는데 성분 추출은 말린 더덕이 잘되고 향은 생더덕이 좋다.

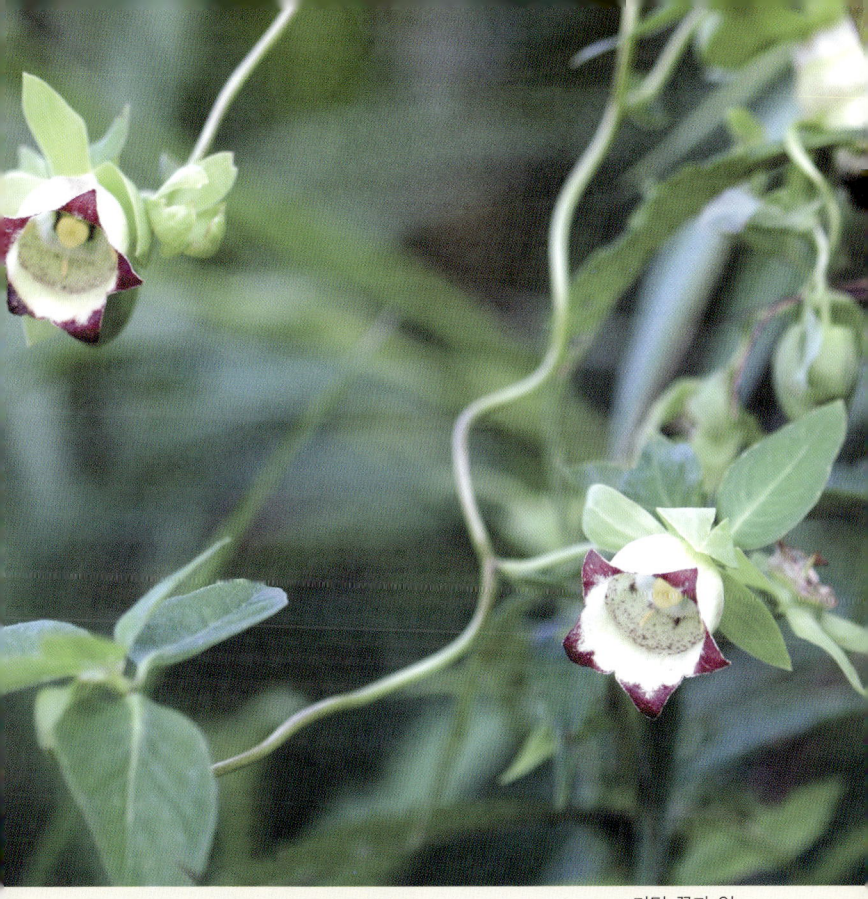

더덕 꽃과 잎

가정에서 발효주를 담글 때에는 쌀 10㎏을 기준하여 잘 말린 더덕 200~300g을 고두밥과 누룩을 비벼 넣을 때 함께 버무려 넣고 술이 익으면 걸러서 마신다. 하루에 1~2회, 1회에 30㎖ 정도씩 반주로 마시거나 잠자리에 들기 전에 마시면 좋다.

※ 소주(30%)의 양이 1.8ℓ이고 거기에 재료가 추가되므로 2.4ℓ 정도의 병을 사용해야 한다.

# 더덕의 성분과 효능

- **식 물 명** : 초롱꽃과(Campanulaceae)에 속하는 다년생 덩굴성 식물 더덕 Codonopsis lanceolata (S. et Z.) Trautv.
- **생 약 명** : CODONOPSITIS LANCEOLATAE RADIX(양유 羊乳)
- **다른이름** : 노삼(奴蔘), 지황(地黃), 통유초(通乳草), 사엽삼(四葉蔘), 백하거(白河車), 토당삼(土黨蔘)
- **사용부위** : 뿌리를 캐서 사용.

- **생김새** : 더덕은 다년생 덩굴성 식물로, 덩굴은 150~250㎝ 정도 자라고 뿌리는 비대하며, 줄기를 자르면 흰색 유액(乳液)이 나온다. 잎은 어긋나고 3~4개의 잎이 접근하여 나오는데 피침형(披針形) 또는 장타원형으로 톱니는 없다. 꽃은 8~9월에 피는데 녹색 바탕에 자갈색의 반점과 테가 있고, 아래를 향하여 종 모양으로 핀다. 열매는 9~10월에 맺는다.

- **주요 생산지** : 우리나라 전국에 분포하고, 산야에 자생하며, 농가에서 많이 재배한다. 실제로 우리나라의 한약재 생산현황을 조사한 자료를 보면, 사삼(沙蔘:기원식물 잔대)의 재배 면적이 모두 이 더덕을 기반으로 하여 조사되었다.

- **성품과 맛** : 성은 평(平)하고 맛은 달고 맵다(감신甘辛).

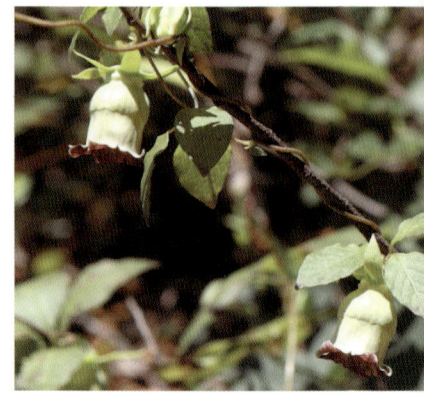

더덕 가지를 감고 올라간 덩굴줄기와 꽃

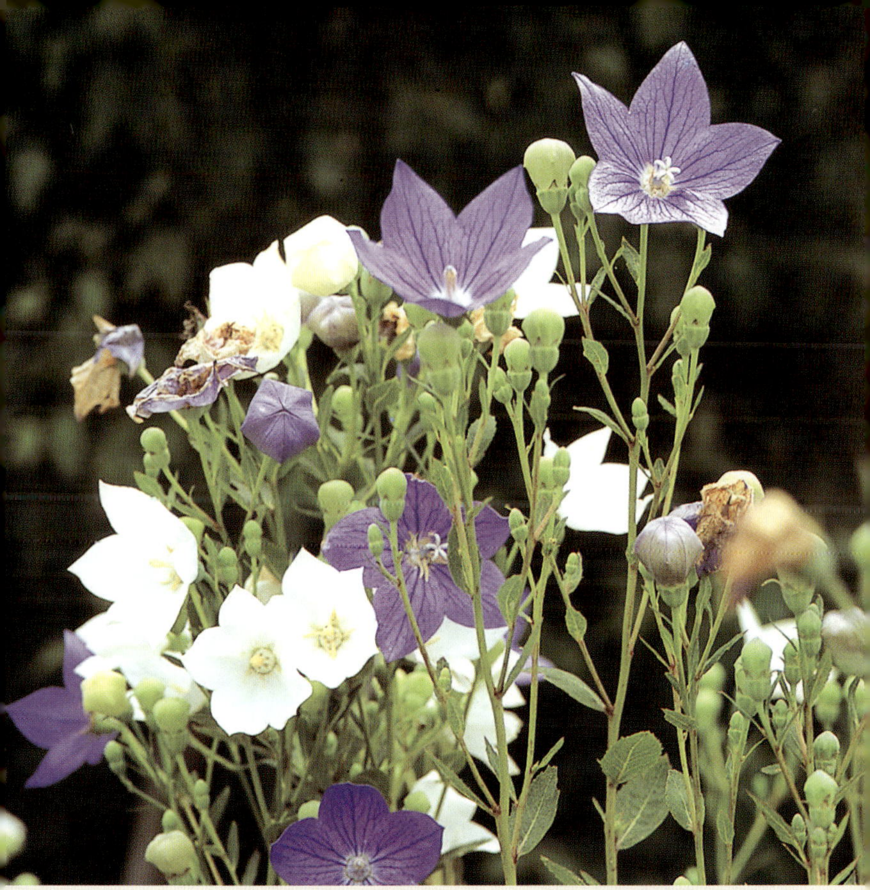

도라지 전초

다만 도라지의 경우 그 성미가 맵고 쓴맛이 강하기 때문에 지나치게 많은 양이 들어가지 않도록 주의한다.

※ 소주(30%)의 양이 1.8ℓ이고 거기에 재료가 추가되므로 2.4ℓ 정도의 병을 사용해야 한다.

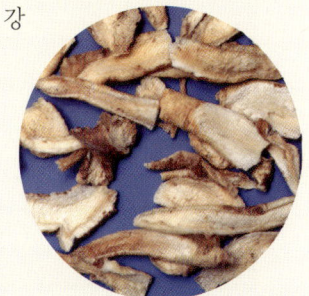

도라지 뿌리 건조한 것

# 도라지의 성분과 효능

- **식 물 명** : 초롱꽃과(Campanulaceae) 다년생 초본 도라지 *Platycodon grandiflorum* (Jacq.) A. DC.
- **생 약 명** : PLATYCODI RADIX(길경 桔梗)
- **다른이름** : 제니(薺苨), 고경(苦梗), 고길경(苦桔梗)
- **사용부위** : 뿌리를 캐서 사용.

- **생김새** : 여러해살이식물로 높이는 40~100㎝에 이르고, 잎은 마주나기, 돌려나기 또는 어긋나기도 하며 긴 달걀 모양이고 길이 4~7㎝, 너비 1.5~4㎝로 가장자리에 예리한 톱니가 있다. 꽃은 보라색 또는 흰색으로 7~8월에 원줄기 끝에 1개 또는 여러 개가 위를 향해 끝이 퍼진 종 모양으로 핀다. 뿌리는 원기둥(원주)형 혹은 약간 방추형(紡錘形)으로 하부는 차츰 가늘어지고 분지된 것도 있으며 약간 구부러져 있다. 길이는 7~20㎝, 지름 1~1.5㎝이다.

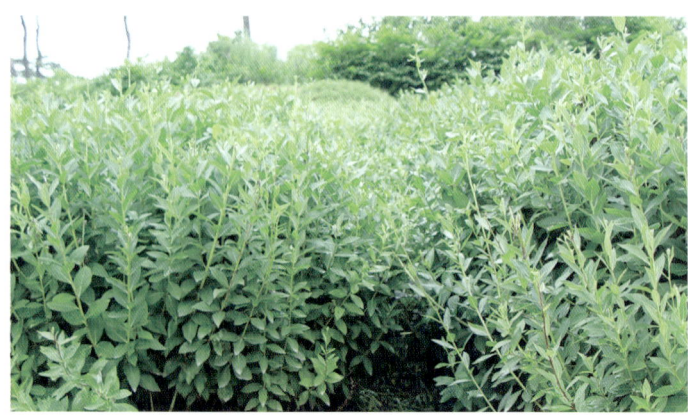

도라지 재배 밭

뿌리 표면은 백색 또는 엷은 황백색으로 껍질을 벗기지 않은 것은 표면이 황갈색 또는 회갈색이며 비틀린 세로주름이 있고 또한 가로로 긴 구멍과 곁뿌리의 흔적이 있다. 상부에는 가로주름이 있고, 정단(頂端)에는 짧은 뿌리줄기가 있으며 그 위에는 여러 개의 반달형 줄기흔적(莖痕)이 있다. 질은 부스러시기 쉽고, 단면은 평탄하지 않으며, 형성층은 길색의 가락지 모양이며, 껍질부는 유백색으로 쪼개져 비어 있고, 목부는 엷은 황백색이다.

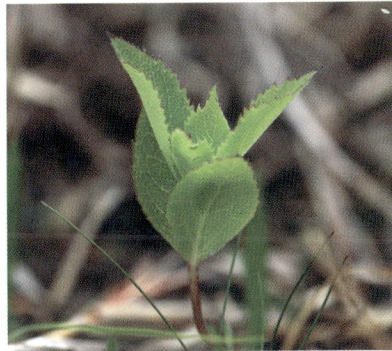
도라지 새순 올라오는 모습

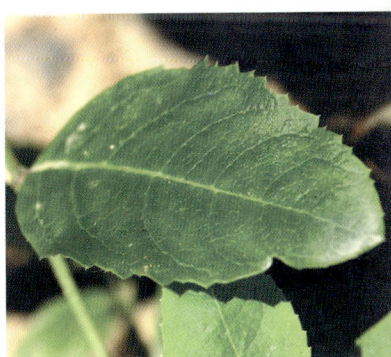
도라지 잎

- **주요 생산지** : 우리나라 각지에 분포하고 전국적으로 재배되고 있으며, 경북 봉화, 충북 단양, 전북 순창과 진안 등지에서 많이 재배되고 있다.
- **성품과 맛** : 평(平)하고 맵고 쓰며 (신고辛苦), 독은 없다.
- **작용 부위** : 폐(肺) 경락에 작용한다.
- **효능주치** : 폐의 기운을 이롭게 하고 인후부에 도움을 주며(선폐이인 宣肺利咽), 담과 농을 배출하며(거담배농祛痰排膿). 해수와 담이 많은 데(해수담다咳嗽痰多), 가슴이 답답하고 꽉 막힌 데, 인후부의 통증, 폐에 옹저

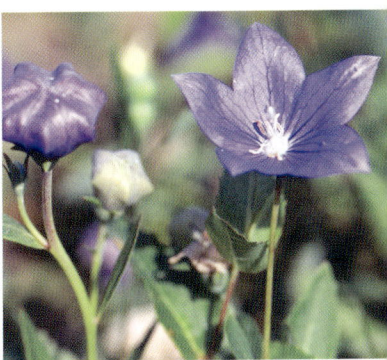
도라지 꽃

가 있거나 농을 토하는 증상 등을 치유하는 데 유용하다.

- **채취 및 가공** : 봄과 가을에 채취하여 이물질을 제거하고 잘게 잘라서 건조기에 넣어 말린 후 사용한다.
- **용법** : 도라지는 실로 이용방법이 매우 다양하다. 일상 식생활에서 껍질을 벗긴 후 물에 담가 쓴 물을 우려낸 후 나물로 무쳐 먹기도 하고, 튀김이나 구이용으로 사용하기도 하며, 말린 도라지를 적당량 물에 끓여서 차로 마시기도 한다. 특히 기관지염이나 가래가 많을 때 애용한다. 특히 가래를 묽게 하여 밖으로 배출하는 데 아주 요긴한 약재이다. 다만 말린 도라지를 물로 끓일 때는 쓴맛이 너무 강하므로 지나치게 많이 넣지 않도록 주의한다.
- **용량** : 말린 것으로 하루에 4~12g.
- **사용상의 주의사항** : 맛이 매운 약재이므로 진액을 소모(消耗)하는 작용이 있어 음허(陰虛)로 오래된 해수, 또는 기침에 피가 나오는 해혈(咳血)이 있는 경우에는 사용할 수 없고, 위궤양이 있는 경우에는

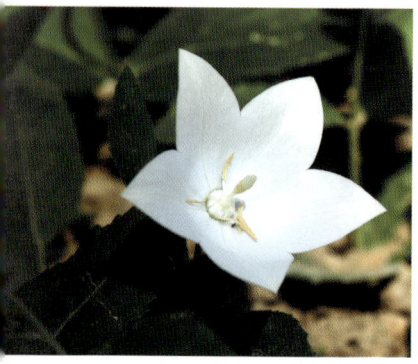

도라지 꽃(흰색)

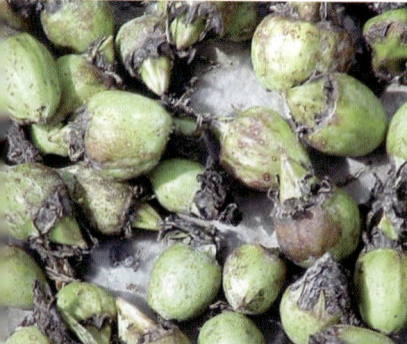

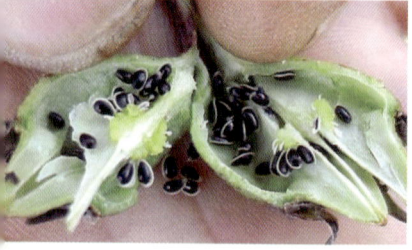

도라지 종자

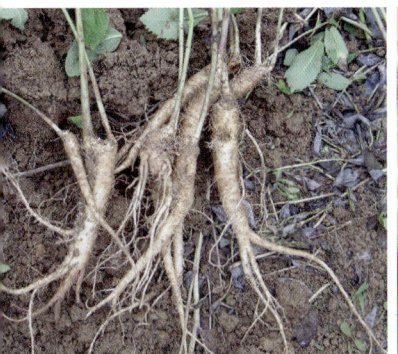
도라지 생뿌리

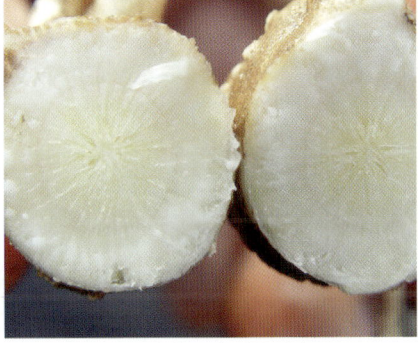
도라지 뿌리 자른 단면

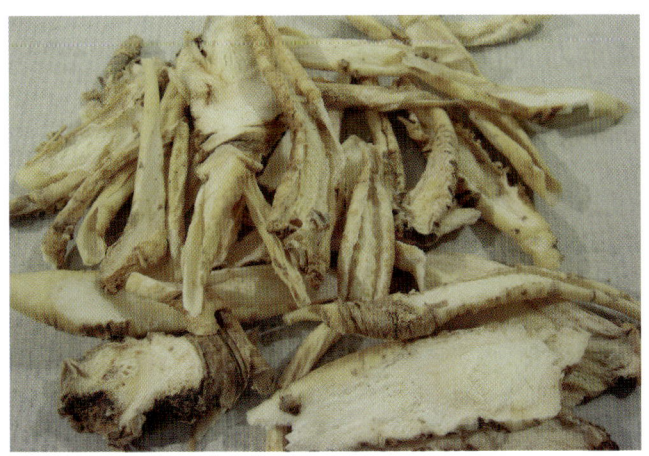
도라지 뿌리 말린 것

신중하게 사용한다. 또 내복하는 경우 많은 양을 사용하면 오심구토(惡心嘔吐)를 일으킬 수 있으므로 주의한다.
- **응용** : 폐(肺)에 한사(寒邪)가 든 폐한(肺寒)의 경우나 폐에 열사(熱邪)가 든 폐열(肺熱)의 경우를 막론하고 응용할 수 있는 장점이 있다. 가미감길탕(加味甘桔湯)이나 길경이진탕(桔梗二陳湯) 참조.

# 05 둥굴레주

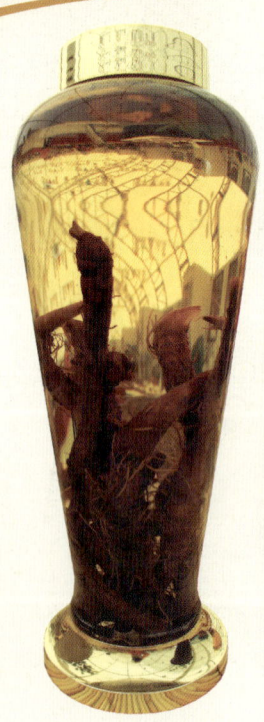
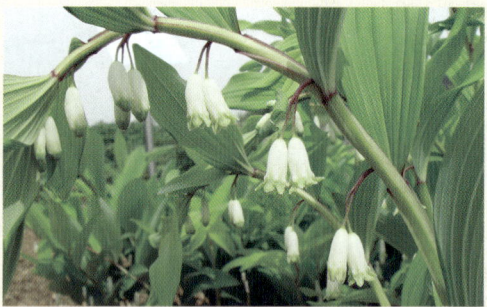
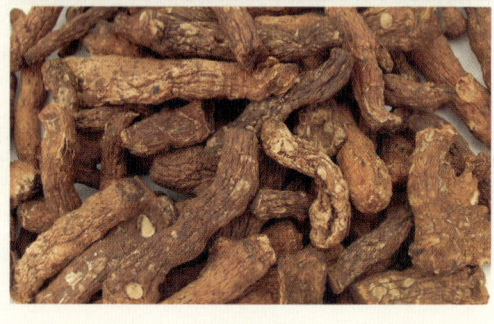

둥굴레는 몸에 진액을 생성해주고 갈증을 멈추는 효능이 있어 민간에서 차로 많이 이용하는 약재다. 침출주로 담글 때는 가을에 수확하여 건조한 둥굴레 100g에 설탕 100g, 소주(30%) 1.8ℓ의 비율로 부어 잘 밀봉하여 100일 정도 온도 변화가 적고 어둡고 시원한 곳에 보관하였다가 여과하여 병에 보관하여 두고 하루에 1~2회, 1회에 30㎖ 정도씩 반주로 마시거나 잠자리에 들기 전에 한 잔씩 마시면 좋다.

또한 발효주를 담글 때에는 건조한 둥굴레 200~300g에 물 20ℓ를 붓고 끓여서 충분히 추출한 다음, 술 담그기를 할 때 기본 물로 잡아주거나,

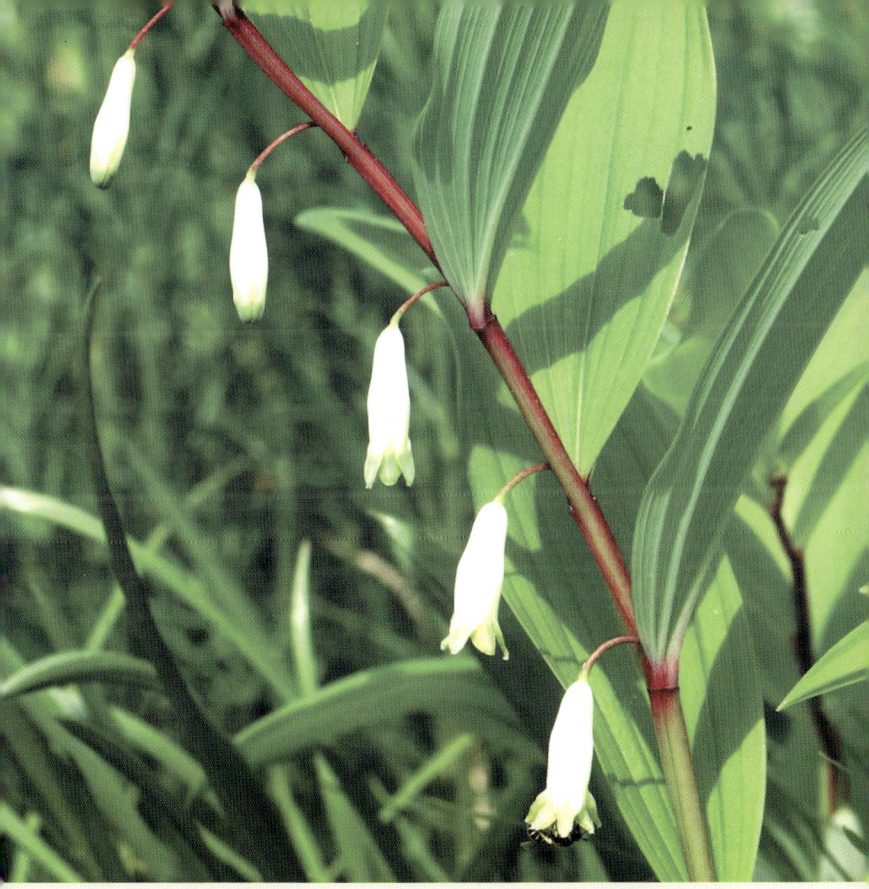

둥굴레 꽃과 줄기

누룩과 고두밥을 비벼 넣을 때 건조한 둥굴레를 잘게 썰어 함께 넣어 술이 발효가 되면 걸러서 마신다. 또는 2차 발효 시, 즉 약주 만들기를 할 때 둥굴레를 넣어서 우려내도 좋다.

술을 마시지 못하는 사람들의 경우에는 위에서 건조한 둥굴레를 잘 볶아 물을 끓일 때 주전자에 한 줌씩 넣고 끓여서 수시로 음용하면 매우 좋다.

※ 소주(30%)의 양이 1.8ℓ이고 거기에 재료가 추가되므로 2.4ℓ 정도의 병을 사용해야 한다.

# 둥굴레의 성분과 효능

- **식 물 명**: 백합과(百合科)의 다년생 초본 둥굴레 *Polygonatum odoratum* var. *pluriflorum* (Miq.) Ohwi, 용둥굴레, 퉁둥굴레, 왕둥굴레, 죽대
- **생 약 명**: POLYGONATI OFFICINALIS RHIZOMA (옥죽玉竹)
- **다른이름**: 위유(萎蕤), 여위(女委), 황지(黃芝), 옥출(玉朮)
- **사용부위**: 뿌리줄기(근경根莖)를 사용.

- **생김새**: 다년생 초본으로 30~60㎝ 정도 자란다. 근경은 굵고 옆으로 뻗으며, 잎은 어긋나고 장타원형으로 끝이 뾰족하다. 5~6월에 담녹색의 꽃이 통 모양(통형筒形)으로 핀다.
- **주요 생산지**: 우리나라의 경우 전국에 분포하고 숲 속에서 자라며 일부 농가에서 많이 재배한다. 충청, 전라, 경상도 지역에서 많이 생산한다.
- **성품과 맛**: 성품은 평(平)하고 맛은 달다(감甘).
- **작용 부위**: 위(胃), 폐(肺), 신(腎) 경락에 작용한다.
- **효능주치**: 몸 안의 진액과 양기를 길러주는 자양(滋養), 폐가 건조하지 않도록 윤활하게 해주는 윤폐(潤肺), 갈증을 멈추어주는 지갈(止渴), 진액을 생성해주는 생진(生津) 등의 효능이 있어서, 허약체질의 개선, 폐결핵, 마른기침(건해乾咳), 가슴이 답답

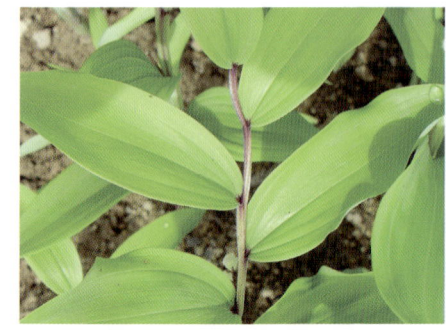

둥굴레 잎

하고 갈증이 나는 번갈(煩渴), 당뇨병(糖尿病), 심장쇠약, 협심통, 소변빈삭(小便頻數:소변이 자주 마려운 증상) 등을 치유하는 데 응용한다.
- **채취 및 가공** : 가을에 지상부 잎과 줄기가 다 고사한 후부터 이른 봄 싹이 나기 전까지 채취하며 줄기와 수염뿌리를 제거한 후 수증기로 쪄서 말린다.
- **용법** : 뿌리 10~15g에 물 700㎖를 붓고 끓기 시작하면 약한 불로 줄여서 200~300㎖로 달인 액을 아침, 저녁으로 두 번에 나누어 복용한다. 보통 민간에서 둥굴레차로 마실 때는 둥굴레를 볶거나 팽화(튀겨서)하여 사용하면 잘 우러나오고 향도 좋다.
- **용량** : 말린 것으로 하루에 12~18g.
- **사용상의 주의사항** : 달고 평한 성미가 있으므로 습사(濕邪)가 쌓여서 기혈의 운행을 막는 담습(痰濕)이나 기가 울체된 경우에는 사용을 피하고, 비허(脾虛)로 인하여 진흙 같은 변을 누는 사람은 신중하게 사용한다.
- **응용** : 흔히 민간에서는 황정(黃精)과 혼동하는 경향이 있으나 황정은 층층갈고리둥굴레, 층층둥굴레, 진황정 등의 뿌리줄기로서 보중익기(補中益氣:소화기능을 담당하는 중초의 기운을 돕고 기를 더함)의 기능과, 강근골(强筋骨:근육과 뼈를 튼튼하게 하는 기능)의 효능이 강한 보기(補氣) 약재인 반면 둥굴레(옥죽)는 보음(補陰) 약재로서 자양(滋養) 윤폐(潤肺)의 특징이 있으므로 구분해서 사용하는 것이 좋다.

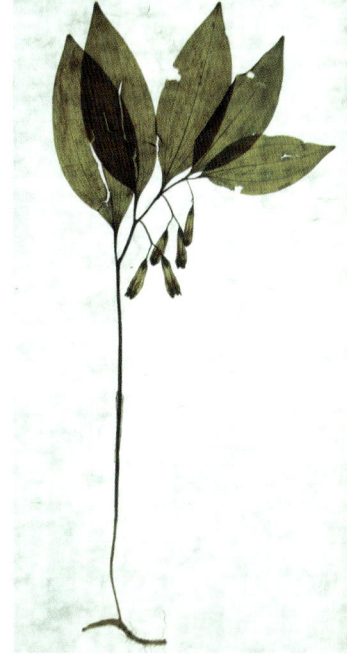

둥굴레 전초(압화)

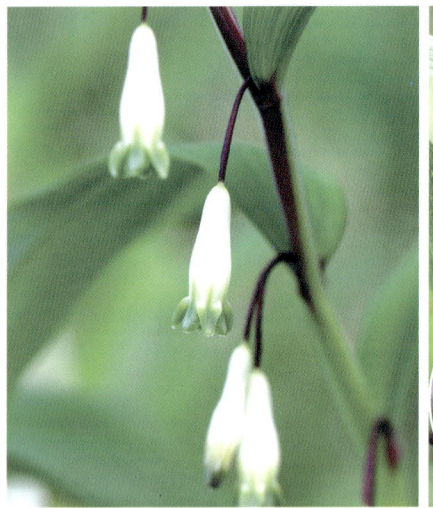
둥굴레 꽃

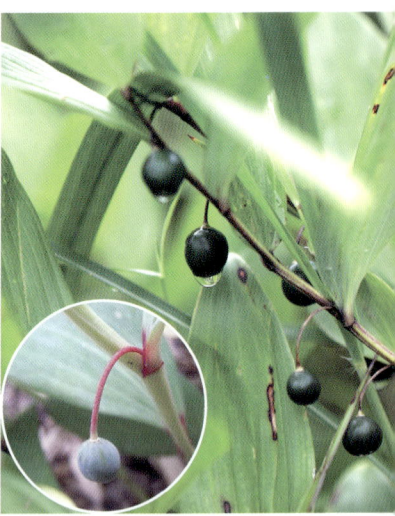
둥굴레 종자 결실

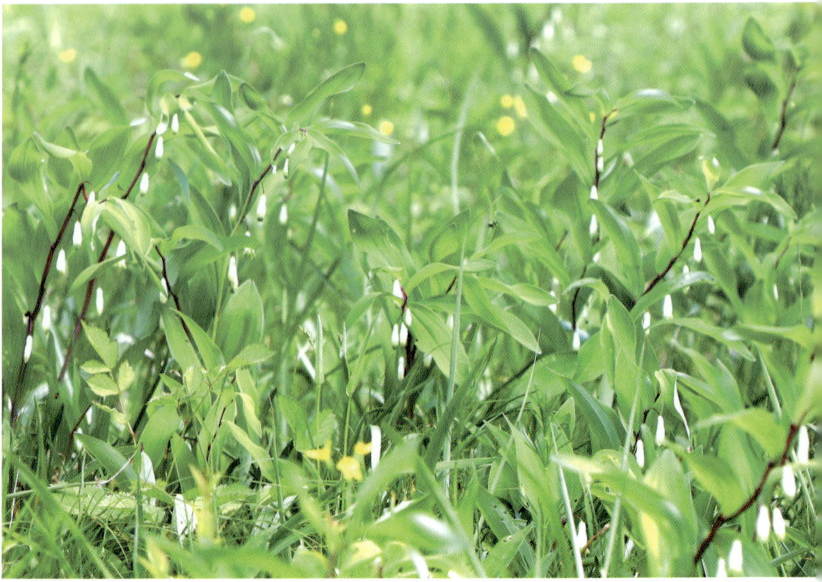

둥굴레 집단

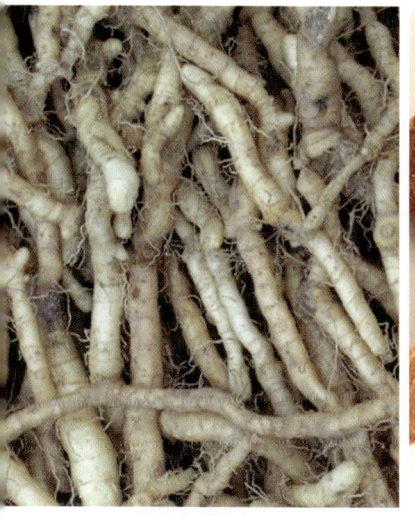
둥굴레 생뿌리

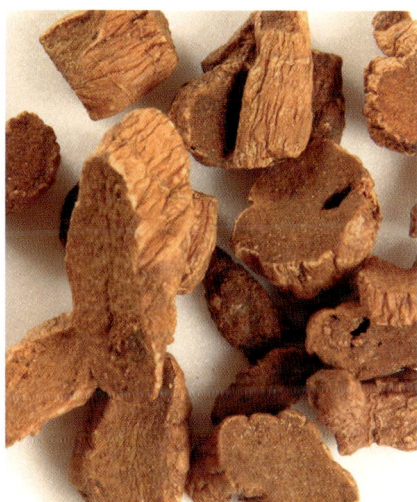
건조한 둥굴레 뿌리 자른 것

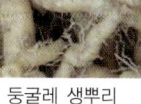
둥굴레 뿌리 건조한 것

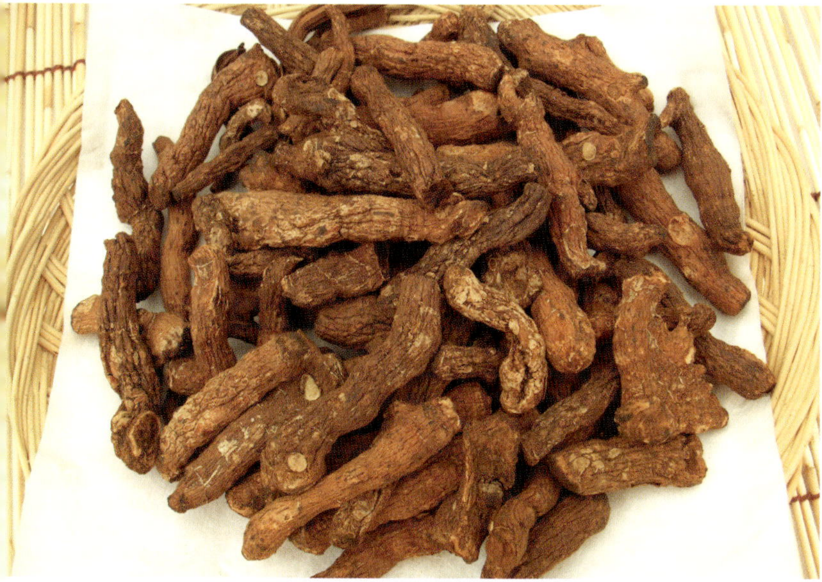

# 06 맥문동주

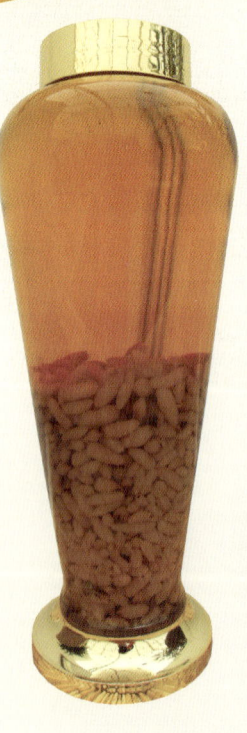
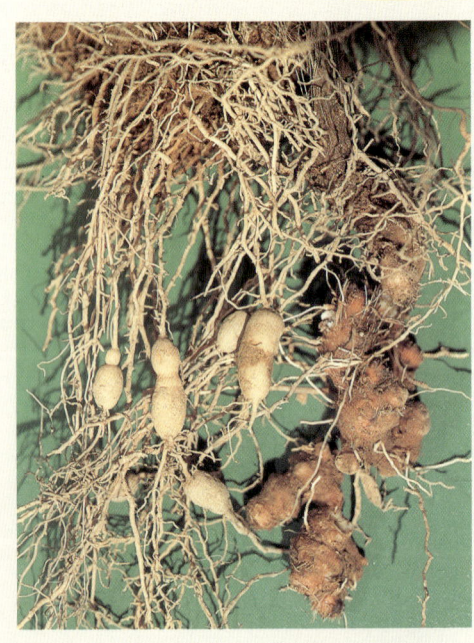

맥문동은 진액을 생성해주고, 위기를 도와주며 정신안정과 폐기를 돕는 약재로서 민간에서 애용하는 귀한 약재이다. 보통 인삼과 오미자를 함께 사용하여 여름철 땀을 많이 흘린 후 진액을 보충해주는 생맥차로 많이 이용하며, 술을 담글 때는 잘 씻어서 정선한 맥문동의 심을 빼내고(거심), 말려서 저장해 두고 사용한다.

거심한 맥문동 100g에 소주 1.8ℓ의 비율로 부어 잘 밀봉하여 온도변화가 적은 곳에 100일 정도 보관하였다가 하루에 1~2회, 1회에 30㎖ 정도씩 반주로 마시거나 잠자리에 들기 전에 한 잔씩 마시면 좋다.

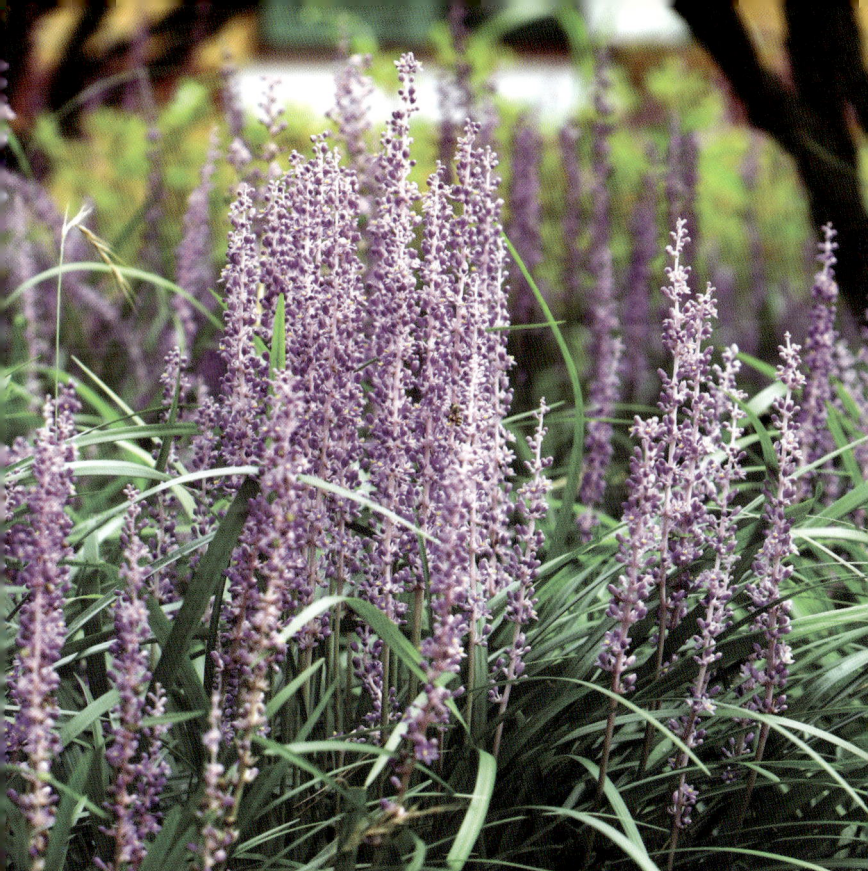

맥문동 전초

발효주로 담글 때에는 건조한 거심 맥문동 200~300g을 물 20ℓ에 추출한 다음 기본 물로 활용하여 술을 담거나, 누룩과 고두밥을 비벼 넣을 때 건조한 맥문동을 함께 넣어 술이 발효되면 걸러서 마신다.

※ 소주(30%)의 양이 1.8ℓ이고 거기에 재료가 추가되므로 2.4ℓ 정도의 병을 사용해야 한다.

# 맥문동의 성분과 효능

- **식 물 명** : 백합과(百合科;Liliaceae) 다년생 초본 맥문동 *Liriope platyphylla* F.T.Wang & T.Tang, 소엽맥문동 *Ophiopogon japonicus* KerGawl.
- **생 약 명** : LIRIOPIS TUBER(맥문동麥門冬)
- **다른이름** : 맥동(麥冬), 문동(門冬)
- **사용부위** : 덩이뿌리를 건조한 것.

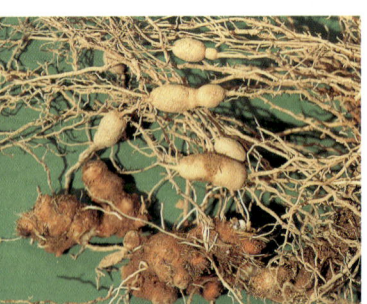

맥문동 뿌리

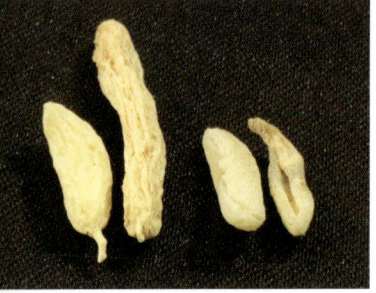

맥문동 막심(좌) · 거심(우) 비교

- **생김새** : 여러해살이풀로 관엽식물이며 뿌리줄기는 굵고 딱딱하고 옆으로 뻗지 않는다. 뿌리는 가늘지만 강하고 수염뿌리는 끝이 땅콩처럼 굵어지는 것이 있는데 이것을 채취하여 약용한다. 약재의 모양은 방추형(紡錘形)으로 길이 10~25mm, 지름 3~5mm이다. 한쪽 끝은 뾰족하고 다른 쪽은 좀 둥글다. 표면은 엷은 황색 또는 황갈색이며 크고 작은 세로 주름이 있다. 피층(皮層)은 부드러우며 무르고 중심부는 질겨서 꺾기 어렵다. 피층(皮層)의 꺾인 면은 황갈색을 나타내고 약간 반투명하며 점착성이 있다.

- **주요 생산지** : 우리나라 중부 이남 산지 나무 밑에 분포하며 충남, 경남, 전남 일원에서 많이 재배되고 있다.
- **성품과 맛** : 약간 차고(미한微寒), 달며, 조금 쓰다(감미고甘微苦). 독은 없다.
- **작용 부위** : 폐(肺), 위(胃), 심(心) 경락에 작용한다.
- **효능주치** : 음기를 자양하고 폐를 윤활하게 하는 자음윤폐(養陰潤肺), 심의 기능을 맑게 하여 번다(煩多)증상을 제거하는 청심제번(淸心除煩), 위의 기운을 돕고 진액을 생성하는 익위생진(益胃生津) 등의 효능이 있어서, 폐의 건조함으로 오는 마른기침을 다스리는 폐조건해(肺燥乾咳), 토혈(吐血), 각혈(咯血), 폐의 기운이 위축된 증상, 폐옹(肺癰), 허로번열(虛勞煩熱), 소갈(消渴), 열병으로 진액이 손상된 열병상진(熱病傷津) 증상, 인후부의 건조함과 입안이 마르는 인건구조(咽乾口燥) 증상, 변비(便秘) 등을 치료한다.
- **채취 및 가공** : 반드시 겨울을 넘기고 봄(3~4월)에 채취하여 건조

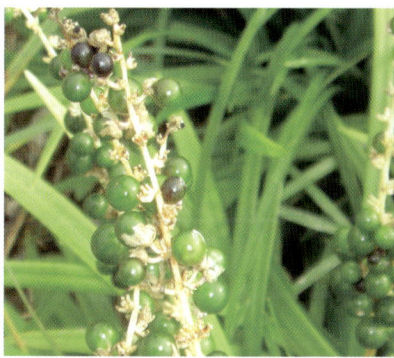

덜 익은 맥문동 열매

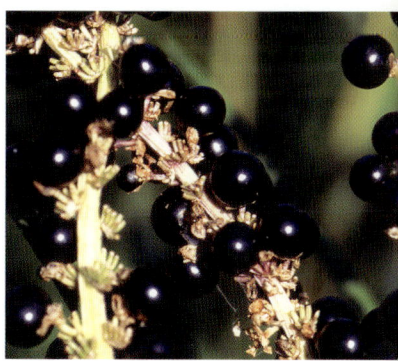

맥문동 완숙 열매

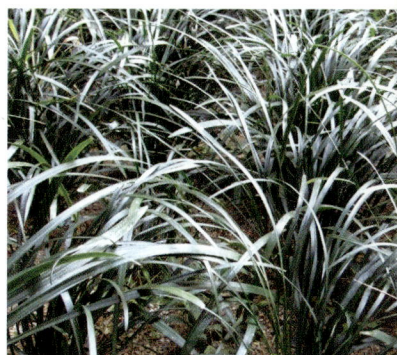

맥문동 재배 밭

하고, 포기는 다시 정리하여 분주묘(分株苗:포기 나누기용 묘)로 이용한다. 폐, 위의 음기를 청양(淸養:맑게 하고 길러주는 것)하려면 맑은 물에 2시간 이상 담가서 습윤(濕潤:습기를 머금어서 무르게 된 것)하여 거심(祛心:약재의 중간부를 관통하고 있는 실뿌리를 제거하는 것)하고 사용하며, 자음청심(滋陰淸心:음기를 기르고 심장의 열을 식힘)하려면 거심(祛心)하여 사용하고, 자보(滋補)하는 약에 넣으려면 주침(酒浸:청주를 자작하게 부어서 충분히 스며들게 함)하여 거심하여 사용하고, 정신을 안정시키는 안신(安神)약제에 응용하려면 주맥문동(朱麥門冬:속심을 제거한 맥문동을 대야에 담고 물을 조금 뿌려서 누기가 들게 한 다음 여기에 부드러운 주사朱砂 가루를 뿌려줌과 동시에 수시로 뒤섞어 맥문동의 겉면에 주사가 고루 묻게 한 다음 꺼내어 말린다. 맥문동 5kg에 주사 110g 사용)을 만들어 사용하기도 한다.

- **용법** : 물 700㎖를 붓고 끓기 시작하면 불을 약하게 줄여서 200~300㎖ 정도로 달여서 아침, 저녁으로 두 차례에 나누어 복용한다.
- **용량** : 말린 것으로 하루에 4~16g.

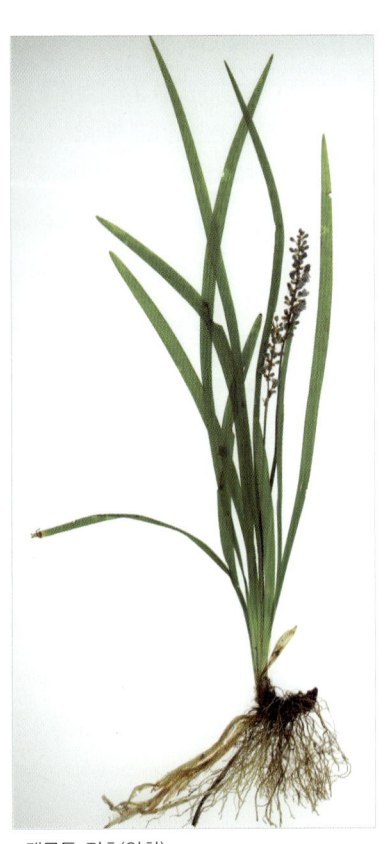

맥문동 전초(압화)

- **사용상의 주의사항** : 이 약재는 자이성(滋膩性:매끄럽고 끈적끈적 들러붙는 성질)으로서 약하지만 달고 윤(潤:젖은)한 성질, 약간의 찬 성질 등이 있기 때문에 비위가 허하고 찬 원인으로 인하여 설사를 하거나 풍사(風邪)나 한사(寒邪)로 인하여 기침과 천식이 유발된 경우에는 모두 피해야 한다.

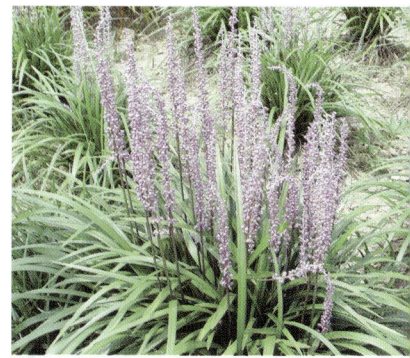
맥문동 꽃과 잎

- **응용** : 인삼, 오미자 등과 함께 달여서 여름철 땀을 많이 흘린 후의 갈증과 기력 회복에 음료수로 이용하기도 한다(생맥산生脈散). 또 위(胃)의 진액이 손상된 경우에는 이 맥문동에 사삼(沙蔘), 건지황(乾地黃), 옥죽(玉竹) 등을 배합하여 이용한다(익위탕益胃湯). 보통 정신불안(精神不安)에 사용하는 처방에는 맥문동을 쓰고, 유정(遺精), 강장(强壯) 등의 처방에는 천문동(天門

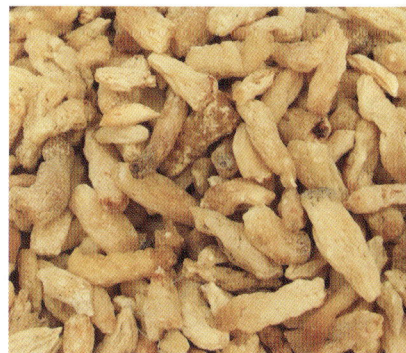
맥문동 약재 말린 것

冬)을 사용한다. 맥문동과 천문동을 배합하면 마른기침(건해乾咳)과 지나친 방사(성행위)로 인한 기침(노수勞嗽)을 치료한다.

# 07 민들레 주

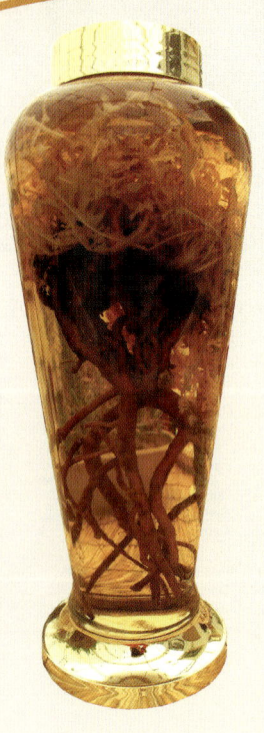
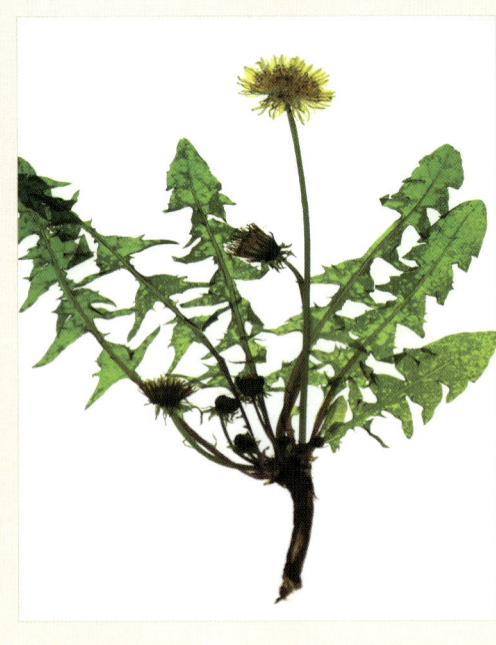

민들레 말린 뿌리 100g에 설탕 100g, 소주(30%) 1.8ℓ를 부어 시원하고 어두운 곳에 100일 동안 두었다가 약재를 걸러내고, 다시 밀봉하여 100일을 숙성하였다가 하루에 1~2회, 1회에 30㎖ 정도씩 반주로 마시거나 잠자리에 들기 전에 한 잔씩 마시면 좋다. 또는 뿌리를 포함한 전초 말린 것 100g을 잘게 썰어 고두밥과 누룩을 비벼 넣을 때 함께 넣고 술이 익으면 걸러서 하루에 한두 차례 반주로 한 잔씩 복용한다.

※ 소주(30%)의 양이 1.8ℓ이고 거기에 재료가 추가되므로 2.4ℓ 정도의 병을 사용해야 한다.

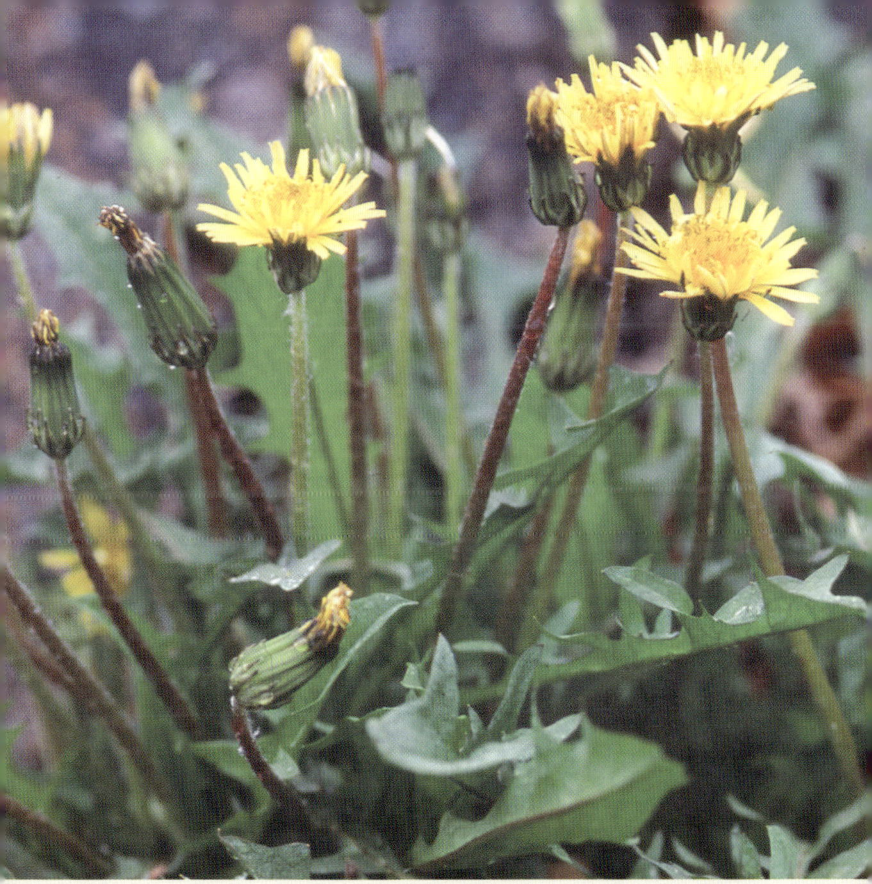

민들레 지상부 전초

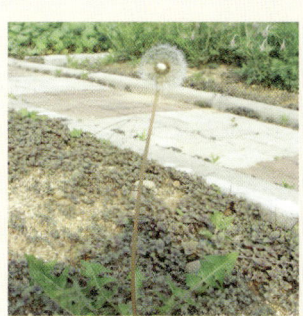

민들레 종자 결실

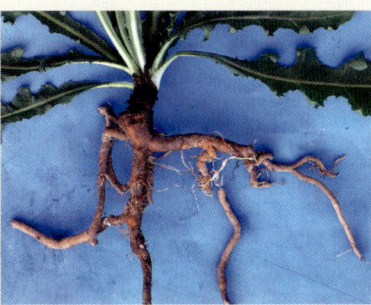

민들레 뿌리

# 민들레의 성분과 효능

- **식 물 명**: 국화과(菊花科;Compositae) 다년생 초본 민들레 *Taraxacum platycarpum* Dahlst., 지포공초(地蒲公英) T. sinicum KITAG. 또는 동속 근연식물인 산민들레, 흰민들레, 서양민들레 등
- **생 약 명**: TARAXCI HERBA(포공영蒲公英)
- **다른이름**: 부공영(鳧公英), 포공초(蒲公草), 지정(地丁)
- **사용부위**: 뿌리를 포함한 전초를 건조한 것.

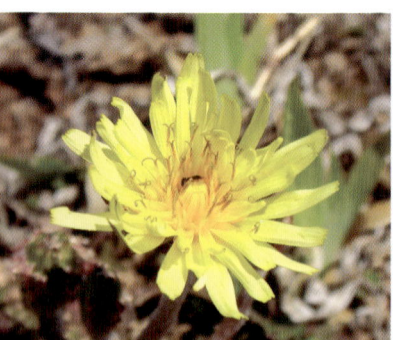

토종 민들레 꽃

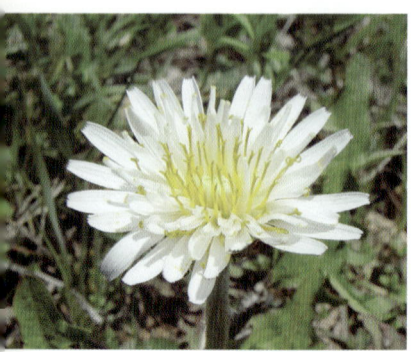

흰색 민들레 꽃

- **생김새**: 다년생 초본으로 10~30cm 정도의 높이로 자라는데, 잎은 땅속 뿌리로부터 나오고 (기생基生) 쭈그러져 파쇄되었으며, 완전한 잎몸은 거꿀피침형으로 녹갈색 또는 암회색이다. 선단은 뾰족하거나 혹은 둔하며 가장자리는 무 잎처럼 얕게 갈라지거나(천열淺裂) 또는 깃꼴로 (우상羽狀) 분열하였고 아래로 갈수록 좁아져 자루 모양(병상柄狀)을 나타내며, 아래 표면에는 주맥이 뚜렷하다. 속이 빈 둥근 꽃자루(화경花梗)는 한 개 또는 여러 개로 두상화서(頭狀花序:머리 모양 꽃차례)로 줄기의 맨 끝에 나며, 화관은 황갈색 또는 담황백색이다. 뿌리는 원추상으로 구

부러졌고 길이 3~7㎝이다. 표면은 자갈색으로 쭈글쭈글하고, 뿌리의 머리 부분은 자갈색 또는 황백색의 융털처럼 가는 무성한 털이 있는데 이미 탈락되었다. 약재는 쭈그러져 말려진 덩어리 모양이다.

- **주요 생산지** : 우리나라 전국 각지에 분포한다. 경남 의령과 강원도 양구에서 많이 재배한다.
- **성품과 맛** : 차고(한寒) 쓰며 달다(감고甘苦). 독성은 없다.
- **작용 부위** : 간(肝), 위(胃) 경락에 작용한다.
- **효능주치** : 열을 내리고 독을 푸는 청열해독(淸熱解毒), 종기를 없애고 기가 뭉친 것을 흩어지게 하는 소종산결(消腫散結), 소변을 잘 나가게 하고(이뇨통림利尿通淋), 종기 또는 배가 그득하게 차오르는 증상(종창腫脹), 유옹(乳癰), 연주창(나력瘰癧), 눈이 충혈되고 아픈 목적(目赤), 목구멍의 통증(인통咽痛), 폐의 농양(폐옹肺癰), 장의 농양(장옹腸癰), 습열황달(濕熱黃疸) 등을 치료하는 효과가 있다.
- **채취 및 가공** : 봄과 여름에 꽃

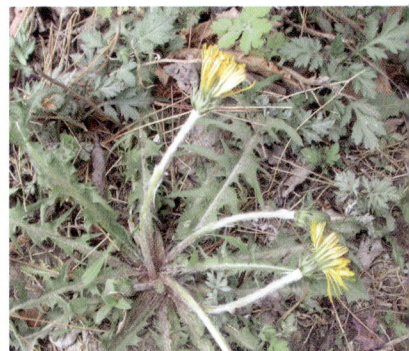

토종 민들레 지상부 전초

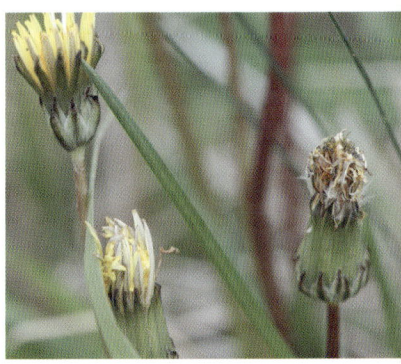

민들레 시든 모습

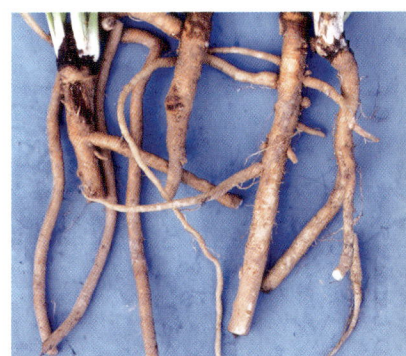

민들레 뿌리

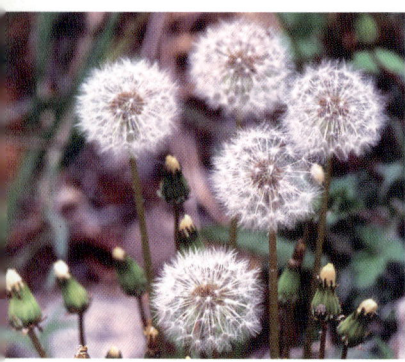

민들레 종자

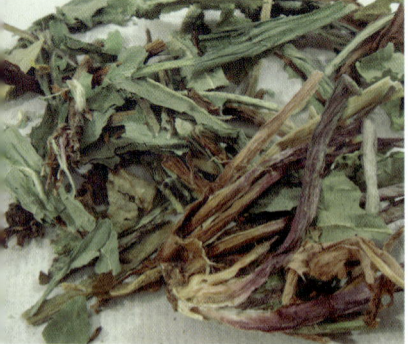

민들레 전초 말린 것

이 피기 전이나 후에 채취하여 흙먼지나 이물질을 제거하고 가늘게 썰어서 말린 후 사용한다.

- 용법 : 물 700㎖를 붓고 끓기 시작하면 불을 약하게 줄여서 200~300㎖ 정도로 달여서 아침, 저녁으로 두 차례에 나누어 복용한다. 녹차처럼 가볍게 덖어서 우려 마시기도 하며, 티백 차나 환으로 만들어 복용하기도 한다.
- 용량 : 말린 것으로 하루에 12~20g.
- 사용상의 주의사항 : 쓰고 찬 성미로 인하여 열을 내리고 습사를 다스리는 청열이습(淸熱利濕) 작용이 있으므로 실증이 아니거나 음달(陰疸)인 경우에는 신중하게 사용해야 한다.
- 응용 : 현재 분말을 혼합한 가루로 국수 등 다양한 식품으로 개발하여 판매하기도 한다. 간의 피로를 풀고, 위를 튼튼하게 하여 소화력을 돕는 아주 귀한 자원으로서 활용 가치가 매우 높다고 할 수 있다.

# 산뽕나무 주 08

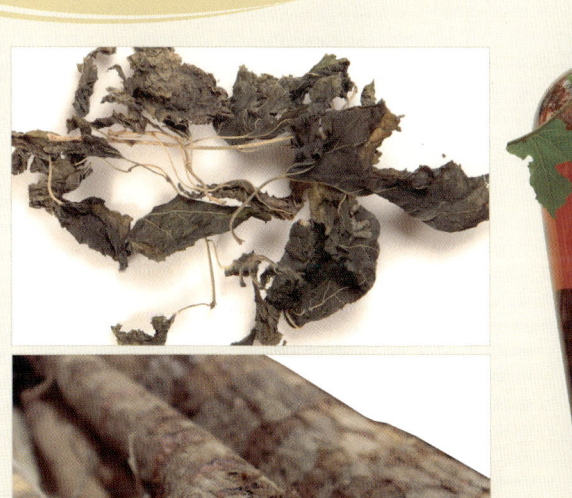
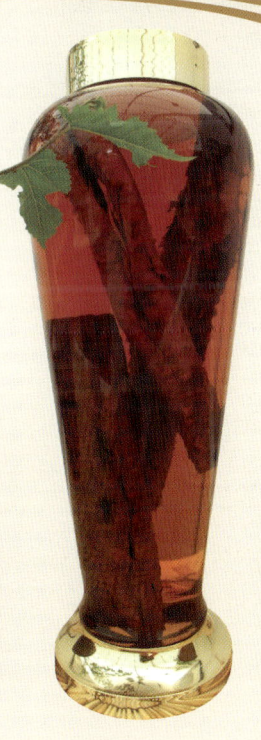

산뽕나무는 열매(상심자), 뿌리껍질(상백피), 잔가지(상지), 잎(상엽)을 다 사용할 수 있다. 보통 잘 익은 열매의 경우 500g에 설탕을 켜켜로 쌓고, 소주(30%, 1.8ℓ) 1~2병을 부어서 충분히 우러나면 걸러서 보관해두고 마신다. 특히 연세 드신 어르신들의 경우 팔다리가 결리고 아픈 지절통(肢節痛)의 경우 상지(잔가지)를 잘게 썰어서 잘 말린 다음 주전자에 한 줌씩 넣고 끓여서 보리차 대신 상시 음용하면 매우 좋은 효과가 있으며, 잎은 녹차처럼 덖어서 차로 우려 마시면 좋다.

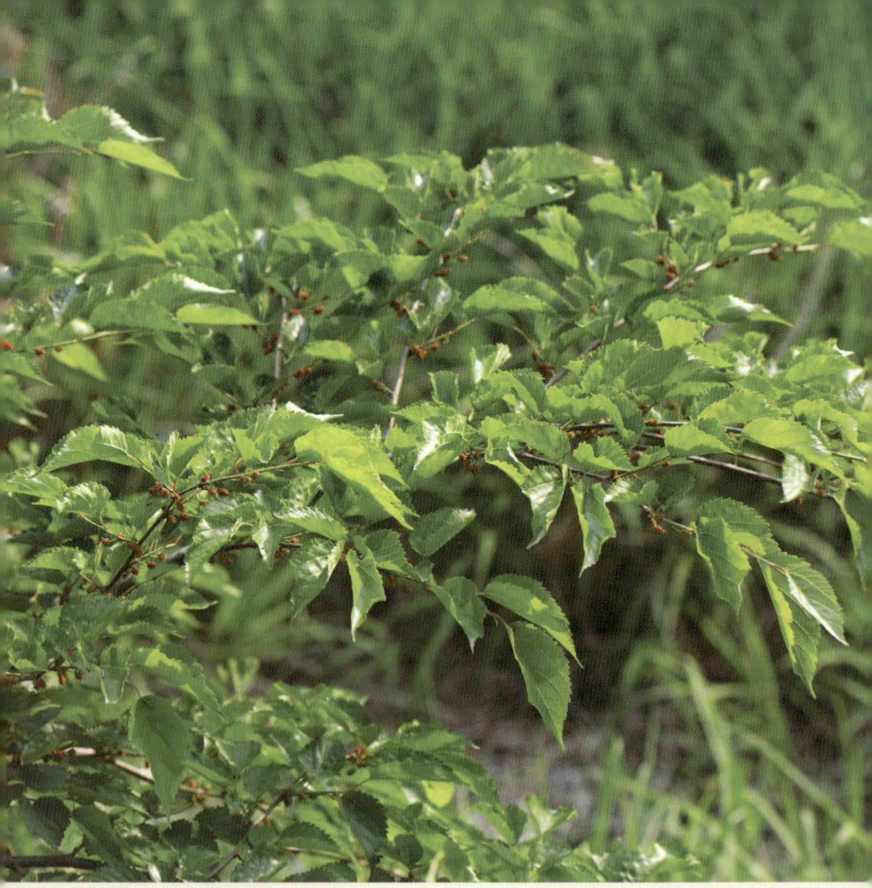

산뽕나무 잎과 줄기

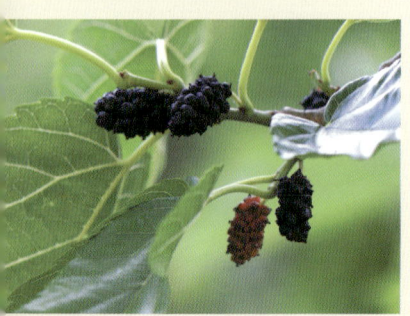

산뽕나무 열매와 잎

발효주를 담글 때에는 쌀 10kg을 기준하여 잘 말린 약재 100~200g을 고두밥과 누룩을 비벼 넣을 때 함께 버무려 넣고 술이 익으면 걸러서 마신다.

※ 소주(30%)의 양이 1.8ℓ이고 거기에 재료가 추가되므로 2.4ℓ 정도의 병을 사용해야 한다.

# 산뽕나무의 성분과 효능

- **식 물 명** : 뽕나무과(桑科 ; Moraceae) 낙엽 교목(소교목) 산뽕나무 *Morus bombycis* Koidz. 및 동속 근연식물
- **생 약 명** : MORI FRUCTUS(상심자桑椹子, 상백피桑白皮, 상지桑枝, 상엽桑葉)
- **다른이름** : 상실(桑實), 오심(烏椹), 흑식(黑植)
- **사용부위** : 익은 열매(상심), 뿌리껍질(상백피桑白皮), 잎(상엽桑葉), 가는 가지(상지桑枝) 등 부위에 따라서 각기 달리 쓰인다.

- **생김새** : 낙엽 교목 또는 소교목으로서 높이 6~10m에 달하고, 꽃은 암수딴그루로 5월에 핀다. 수꽃 이삭은 햇가지 밑부분의 잎겨드랑이에 밑으로 처져 달리며 암꽃 이삭은 길이 5~10㎜이고 암술머리는 2개이며 자방에는 털이 없다. 열매는 취화과(聚花果)로 작은 수과(瘦果)가 많이 모여 이루어진 타원형으로 길이 1~2㎝, 지름 0.5~0.8㎝이며 황갈색, 갈홍색 또는 암자색을 띠고 짧은 자루가 있다. 작은 수과(瘦果)는 난원형(卵圓形)으로 조금 납작한 편이며 길이는 약 2㎜, 너비는 1㎜이고 육질의 꽃잎 4매가 둘러싸고 있다.
- **주요 생산지** : 우리나라 각지에 분포한다.
- **성품과 맛** : 성은 차고, 맛은

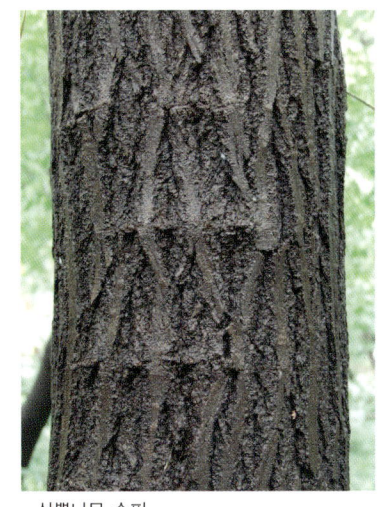

산뽕나무 수피

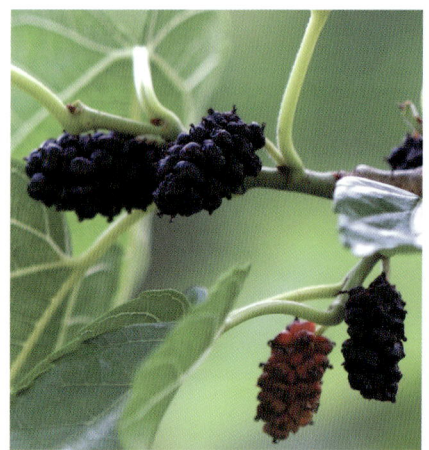
상심(익은 산뽕나무 열매)

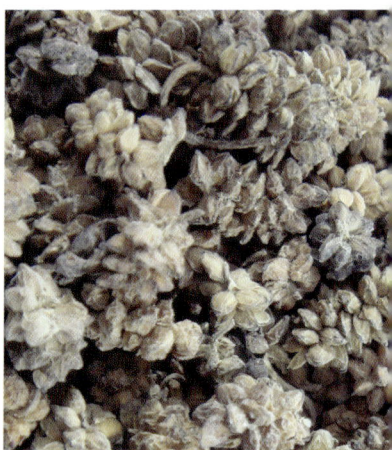
상심자(산뽕나무 열매 말린 것)

달고 시며(감산甘酸), 무독하다.

- **작용 부위** : 심(心), 간(肝), 신(腎) 경락에 작용한다.
- **효능주치** : 혈을 보하고 음기를 자양시키는 보혈자음(補血滋陰), 진액을 생성하고 건조함을 윤활하게 하는 생진윤조(生津潤燥), 어지럼증과 귀울음(현운이명眩暈耳鳴), 심계항진과 불면증(심계실면心悸失眠), 머리카락이 빨리 희어지는 증상(수발조백鬚髮早白), 진액이 손상되어 입이 마르는 증상(진상구갈津傷口渴), 내열소갈(內熱消渴), 혈허변비(血虛便秘) 등의 증상을 치유한다.
- **채취 및 가공** : 잎(상엽桑葉)은 가을에 서리가 내린 뒤에 따서 말리고, 뿌리(상백피桑白皮)는 수시로 캐서 껍질을 벗겨서 말린다. 열매(상심자 桑椹子)는 자홍색(紅紫色)을 나타낼 때 채취하여 이물질을 제거하고 말린다. 가지(상지桑枝)는 늦가을 잎이 진 이후나 이른 봄 싹이 나기 전에 잔가지를 채취하여 그대로 잘게 잘라서 말린다.
- **용법** : 열매는 말리기 전에 그대로 생식하기도 하며, 소주를 부어 술을 담그기도 하고(잘 익은 열매 500g에 소주 1.8ℓ 짜리 두 병 정도를 부어 한 달

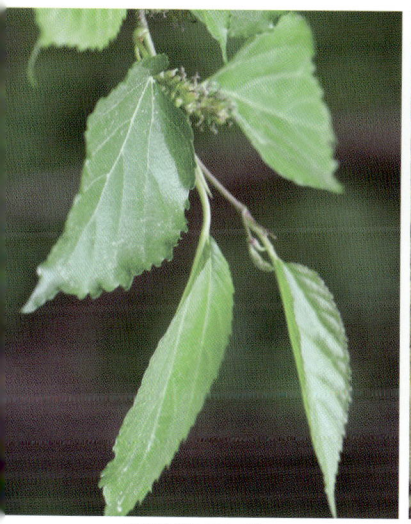
상엽(산뽕나무 잎)

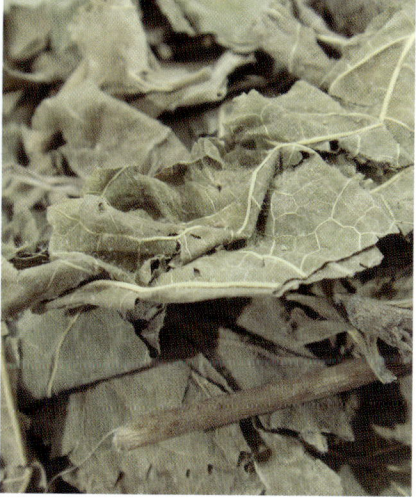
산뽕나무 잎 말린 것

이상 우려낸 다음 밀봉해두고 마신다), 즙액을 짜서 이용하기도 한다. 약재를 이용할 때는 말린 것을 그대로 생용하거나, 소금물(약재 무게의 약 2% 정도의 소금을 물에 풀어서 사용)에 담갔다가 말려서 사용하기도 한다.

- **용량** : 말린 것으로 하루에 12~20g.
- **사용상의 주의사항** : 달고 찬 성미가 있어서 비허변당(脾虛便糖:비기가 허하여 진흙처럼 대변을 보는 증)한 경우에는 사용하지 않는다.
- **응용** : 열매를 추출한 액에 벌꿀(봉밀蜂蜜)을 첨가하고 중탕하여 엿처럼 졸여서(오고熬膏) 사용하기도 한다.

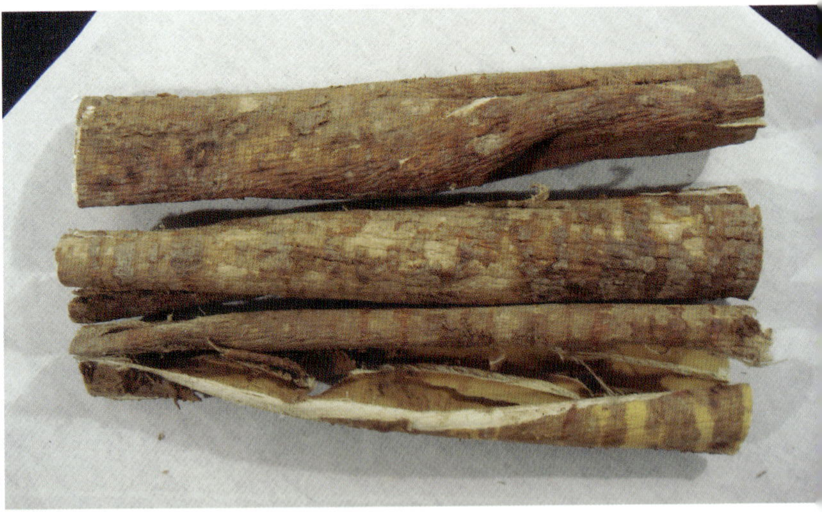

상백피(산뽕나무 뿌리껍질)

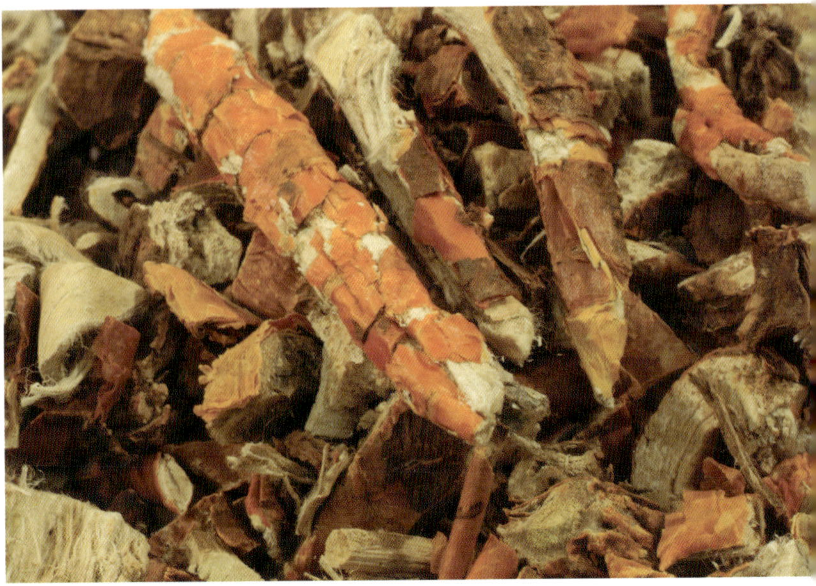

산뽕나무 약재 잘라서 말린 것

# 산수유주 09

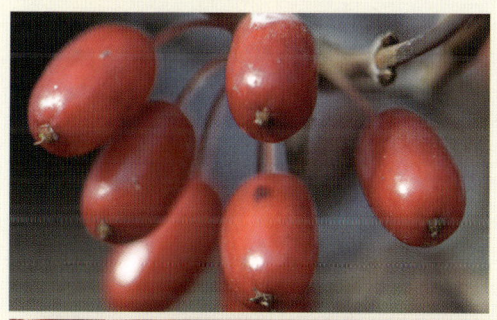

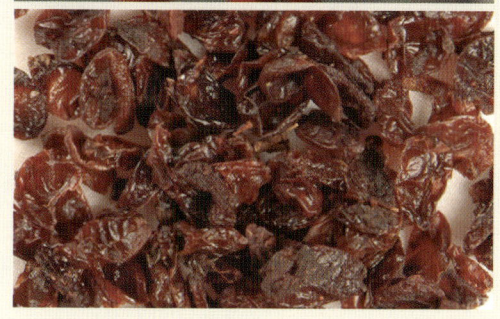

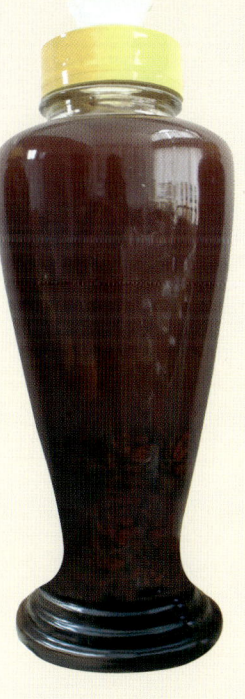

산수유 씨앗을 제거한 과육 100g과 설탕 100g을 켜켜로 쌓고, 여기에 소주 1.8ℓ를 부어 밀봉한 다음 100일 동안 어둡고 시원한 곳에 보관해두었다가 약재를 여과하고, 다시 밀봉하여 100일 정도 숙성시킨 다음 하루에 1~2회, 1회에 30㎖ 정도씩 반주로 마시거나 잠자리에 들기 전에 한 잔씩 마시면 좋다.

특히 산수유 씨는 활정(滑精:정기를 밖으로 잘 빠져나가게 하는 기능)하는 효능이 있기 때문에 술을 담글 때 씨가 섞여 들어가지 않도록 잘 골라내야 한다.

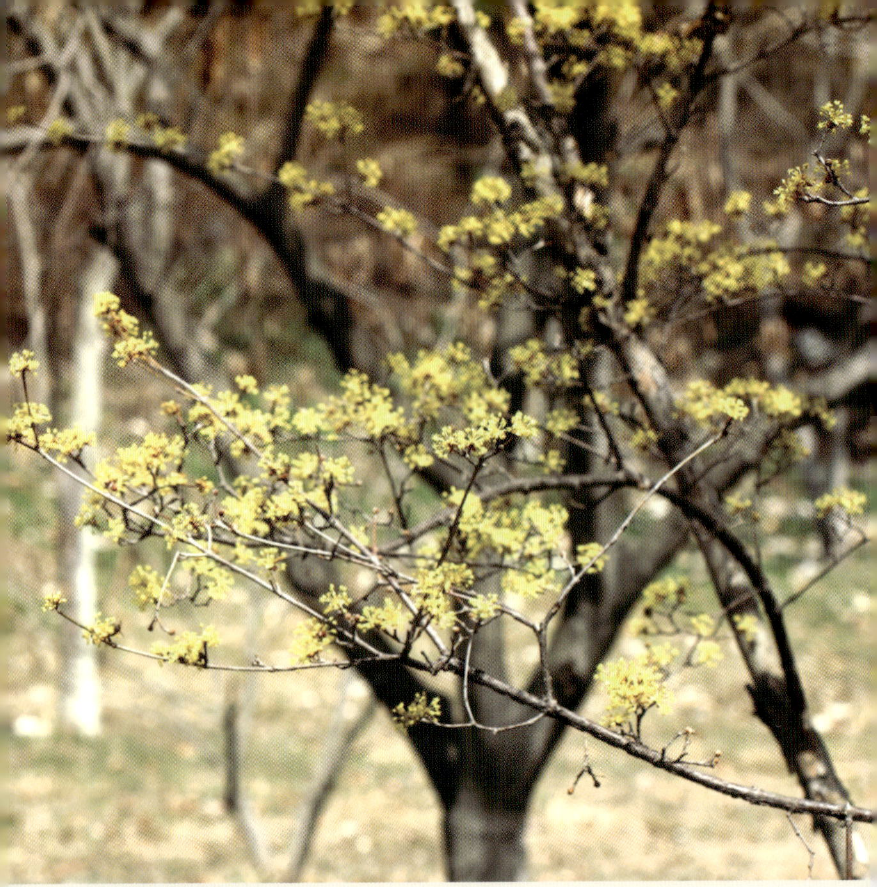

산수유나무

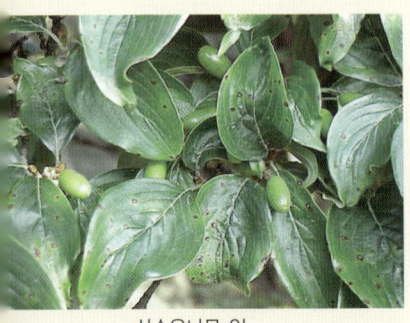

산수유나무 잎

발효주를 담글 때에는 쌀 10㎏을 기준하여 잘 말린 약재 100~200g을 고두밥과 누룩을 비벼 넣을 때 함께 버무려 넣고 술이 익으면 걸러서 마신다.

※ 소주(30%)의 양이 1.8ℓ이고 거기에 재료가 추가되므로 2.4ℓ 정도의 병을 사용해야 한다.

# 산수유의 성분과 효능

- **식 물 명** : 층층나무과(山茱萸科;Cornaceae)의 낙엽 소교목인 산수유나무 *Cornus officinalis* Siebold & Zucc.
- **생 약 명** : CORNI FRUCTUS(산수유 山茱萸)
- **다른이름** : 촉조(蜀棗), 기실, 서시(鼠矢), 산수육(山茱肉)
- **사용부위** : 성숙한 과실의 씨를 제거하고 건조한 것.

- **생김새** : 갈잎큰키나무로서 높이 5~7m에 달한다. 꽃은 노란색으로 양성화이며 이른 봄(3~4월)에 잎보다 먼저 핀다. 열매는 핵과로 타원형이며 10월에 빨갛게 익는다. 약재로 쓰는 열매는 한쪽으로 약간 눌린 긴 타원형을 이루고 길이 15~20㎜, 너비 약 1㎝이다. 표면은 자홍색(紫紅色) 또는 자흑색(紫黑色)으로 쭈그러졌고 광택이 있다. 정단에는 원형의 꽃받침의 흔적이 있으며, 기부에는 열매자루의 흔적이 있고, 질은 부드럽다.
- **주요 생산지** : 우리나라 중부 이남에서 재배한다. 특히 전남의 구례, 경북의 봉화, 의성, 경기의 이천, 여주, 양평 등지가 전통적으로 유명하다.
- **성품과 맛** : 성품은 약간 따뜻하고, 맛은 시고 떫으며(산삽酸澁) 독성은 없다.
- **작용 부위** : 간(肝), 신(腎) 경락에 작용한다.
- **효능주치** : 간과 신을 보하는 보익간신(補益肝腎), 정액을 단단하게 하여 밖으로 흘러나가지 못하게 붙들어주는 삽정고탈(澁精固脫), 어지럼증과 귀울음(현훈이명眩暈耳鳴)을 치료하고, 허리와 무릎의 통증인 요슬산통(腰膝酸痛)을 치료한다. 양도가 위축되고 정액이 흐르는 양위유정(陽菱遺精), 정액이 소변을 따라 흘러나가는 유뇨(遺尿), 요의를 자주 느

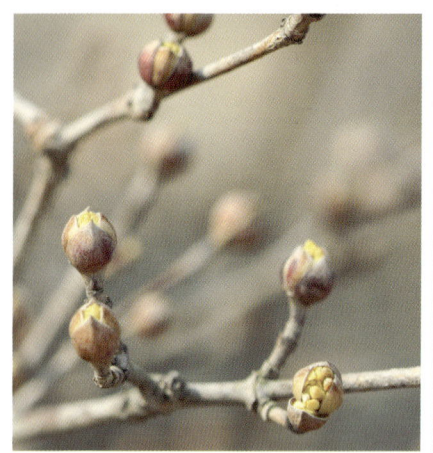
산수유나무 꽃봉오리 맺히는 모습

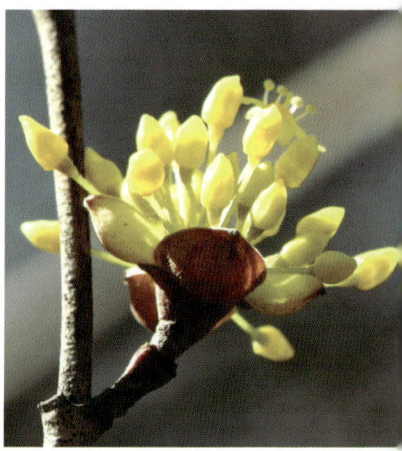
산수유나무 꽃 피기 전

끼는 요의빈삭(尿意頻數), 여성들의 붕루(崩漏)와 대하(帶下), 지나치게 땀을 많이 흘리며 허탈증에 빠지는 대한허탈(大汗虛脫), 내열소갈(內熱消渴) 등을 치유하는 아주 중요한 약재이다.

- **채취 및 가공** : 늦은 가을과 초겨울에 열매껍질(과피果皮)이 홍색으로 변한 것을 채취하여 끓는 물에 약간 삶아(끓인 물을 80℃ 정도로 식힌 후 생산수유를 담가 2~3분 정도 데친 다음 바로 꺼내면 씨와 과육이 분리되어 씨를 제거하기가 쉽다.) 핵(과육 속의 딱딱한 씨앗)을 빼내고 햇볕에 말린다. 이물질과 남아 있는 종자나 열매자루(과병果柄) 등을 제거하고 과육(果肉)만을 취하여 주증(酒蒸:술을 흡수시켜 시루에 찐다)하면 신장의 정기를 보하는 보신정(補腎精)의 작용이 증강되고, 말린 것을 그대로 생용(生用)하면 염음지한(斂陰止汗:체내의 음적 에너지 소스를 거두어들이고 땀을 멈추게 하는 작용)의 작용이 우수하다.

- **용법** : 600~700㎖ 정도의 물을 붓고 끓기 시작하면 불을 약하게 줄여서 200~300㎖ 정도로 달여 아침, 저녁으로 두 차례에 나누어 복용한다. 보골지, 백작약, 모려, 오미자, 숙지황 등과 배합하여 목적에 맞

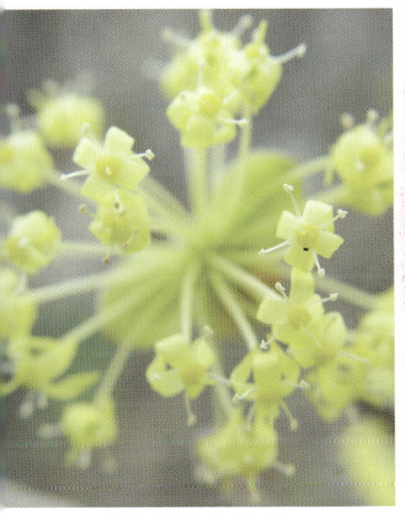
활짝 핀 산수유나무 꽃

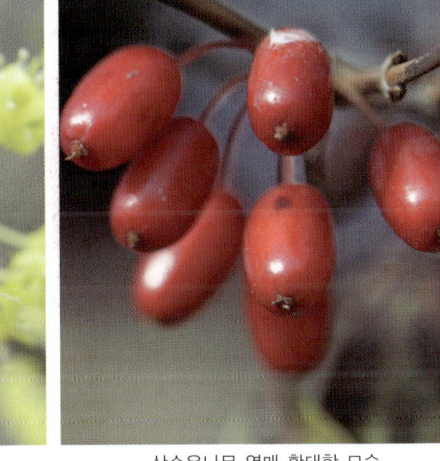
산수유나무 열매 확대한 모습

게 사용한다.
- **용량** : 말린 것으로 하루에 8~16g.
- **사용상의 주의사항** : 온보(溫補)하고 수렴(收斂)하는 약물이므로 습열(濕熱), 또는 소변이 임삽(淋澁:성병)한 경우에는 사용을 피한다.
- **응용** : 주의할 것은 산수유의 씨는 활정(滑精)작용을 하기 때문에 신의 정기를 보하는 보신정(補腎精) 및 수렴지한 등의 효능효과를 목적으로 사용하고자 할 때는 씨를 반드시 제거하지 않으면 안 된다.

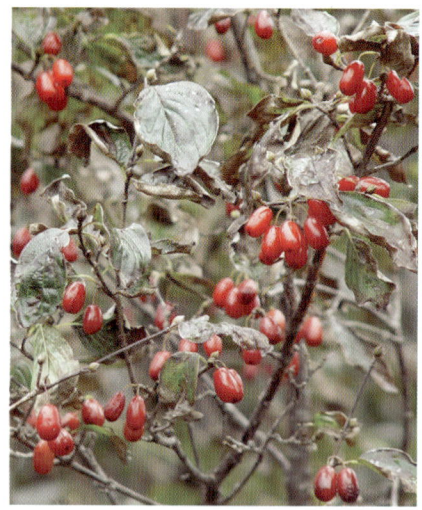
산수유나무 열매

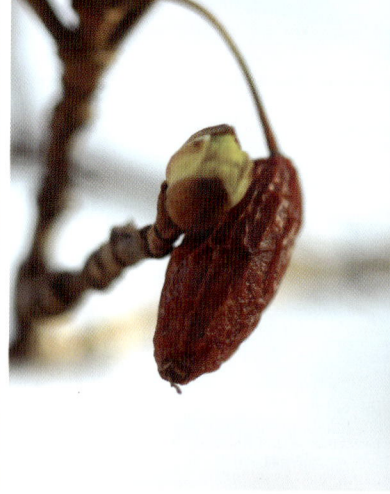
산수유나무 종자

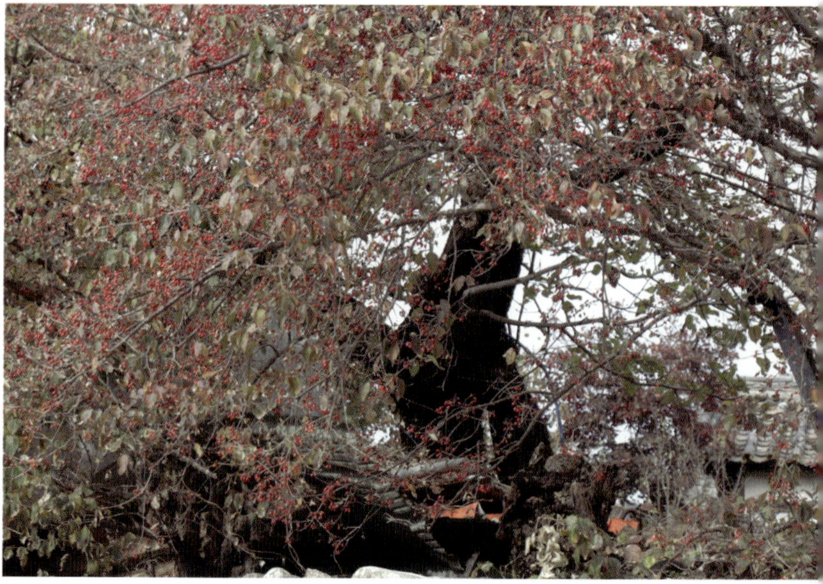

산수유나무 열매가 달린 모습

# 쇠무릎주 10

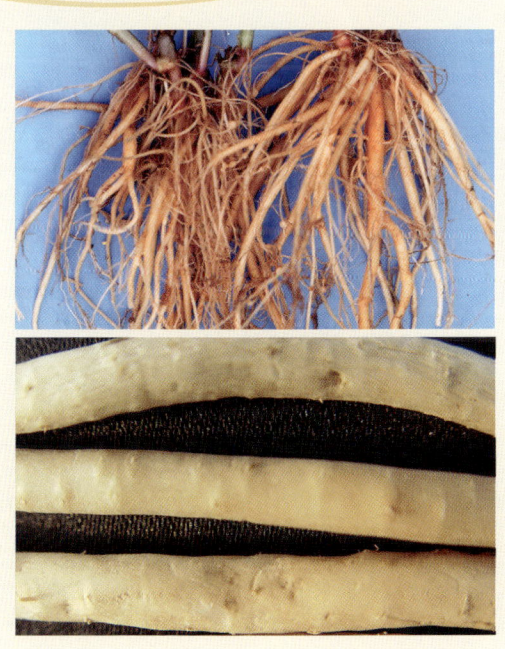
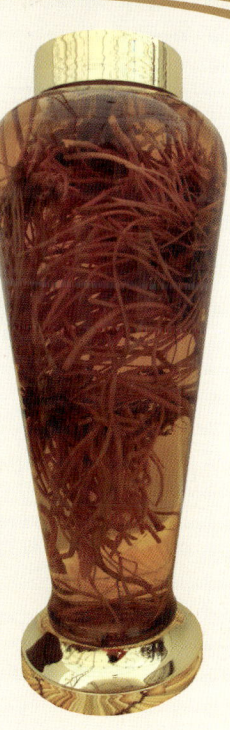

쇠무릎은 허리와 무릎을 튼튼하게 하고, 생리기능을 원활하게 하는 효능이 알려져 전통적으로 어머니들과 매우 친숙한 약재이다.

민간에서는 주로 식혜를 담가서 먹었다. 술로 담글 때는 뇌두를 제거한 말린 쇠무릎 100g에 설탕 100g, 소주 1.8ℓ를 부어 밀봉한 다음 100일 정도 시원하고 어두운 곳에 보관하였다가 약재를 걸러내고, 시원하게 보관해두며 하루에 1~2회, 1회에 30㎖ 정도씩 반주로 마시거나 잠자리에 들기 전에 한 잔씩 마시면 좋다.

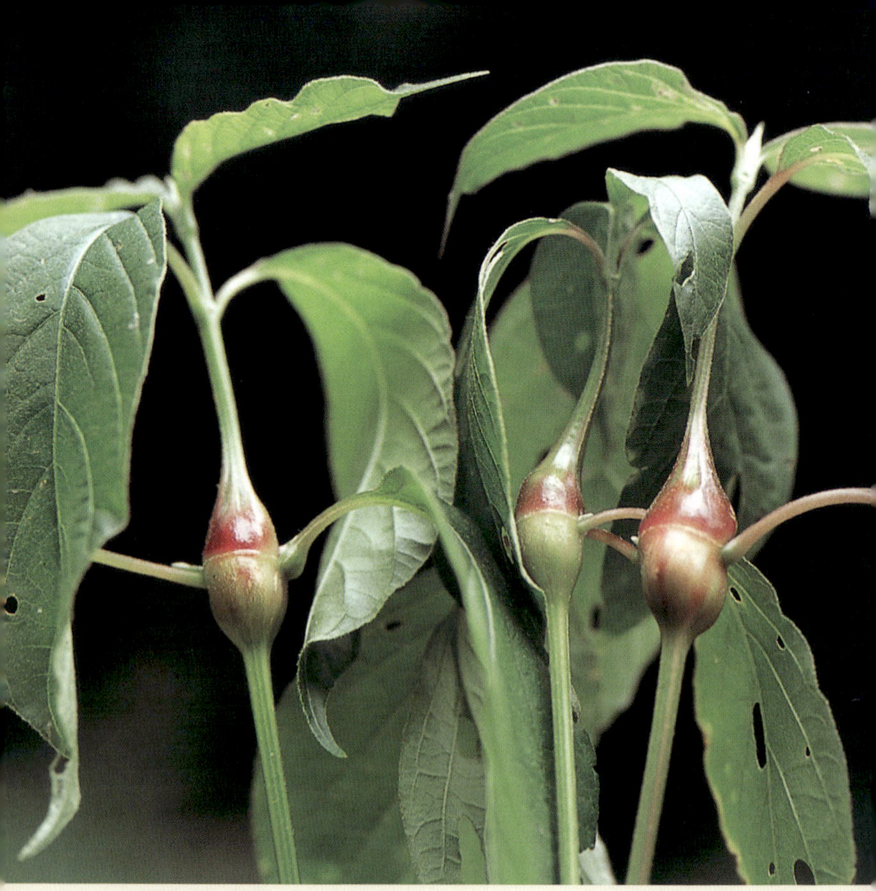

쇠무릎 잎과 줄기

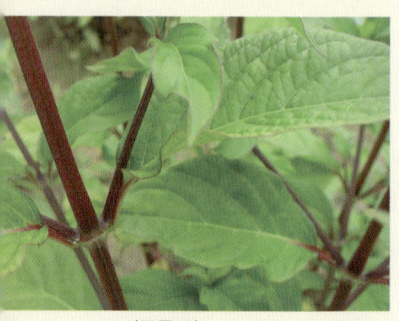

쇠무릎 잎

발효주를 담글 때에는 쌀 10kg을 기준하여 잘 말린 약재 100~200g을 고두밥과 누룩을 비벼 넣을 때 함께 버무려 넣고 술이 익으면 걸러서 마신다.

※ 소주(30%)의 양이 1.8ℓ이고 거기에 재료가 추가되므로 2.4ℓ 정도의 병을 사용해야 한다.

# 쇠무릎의 성분과 효능

- **식 물 명** : 비름과(Amaranthaceae) 다년생 초본 쇠무릎 *Achyranthes japonica* (Miq.) Nakai, 당우슬 *A. bidentata* BLUME, 붉은쇠무릎 *A. fauriei* LEX. et. VAN
- **생 약 명** : ACHYRANTHIS RADIX(우슬牛膝)
- **다른이름** : 우경(牛莖), 우석(牛夕), 백배(百倍), 접골초(接骨草), 계교골(鷄膠骨)
- **사용부위** : 뿌리를 캐서 사용.

- **생김새** : 여러해살이풀로 키가 40~100㎝ 정도 자란다. 원줄기는 네모지고 곧추서며 가지가 많이 갈라진다. 줄기에 털이 있으며 뿌리는 가늘고 길며 토황색이다. 줄기 마디가 소의 무릎처럼 굵어서 쇠무릎이라고 한다. 잎은 마주나고 타원형 또는 거꿀달걀형이며, 꽃은 8~9월에 녹색으로 잎겨드랑이와 원줄기 끝에 이삭 모양(수상화서穗狀花序)으로 핀다. 열매는 포과(胞果)로 긴 타원형이며 9~10월에 맺는다.
- **주요 생산지** : 우리나라 전역에 분포하여 쇠무릎은 산야에서 잘 자란다. 당우슬은 남서부 섬 지방에, 붉은우슬은 제주도 등지에 분포한다.
- **성품과 맛** : 성품은 평(平)하고, 맛은 쓰고 시다(고산苦酸).
- **작용 부위** : 간(肝), 신(腎), 심(心) 경락에 작용한다.
- **효능주치** : 혈액순환과 경락을 잘 통하게 하는 활혈통락(活血通絡), 관절을 편하고 이롭게 하는 통리관절(通利關節), 혈을 하초로 인도하는 인혈하행(引血下行), 간과 신기능을 보하는 보간신(補肝腎), 허리와 무릎을 강하게 하는 강요슬(强腰膝), 임질 등의 병증으로 소변이 원활하지 못할 때 이를 잘 통하게 하는 이뇨통림(利尿通淋) 등의 효능이 있어서 월경이 좋지 않은 월경부조(月經不調), 월경을 통하게 하는 통경(通經), 월경이 막힌 경폐(經閉), 출산 후의 태반이 나오지 않아서 오는 복통(腹

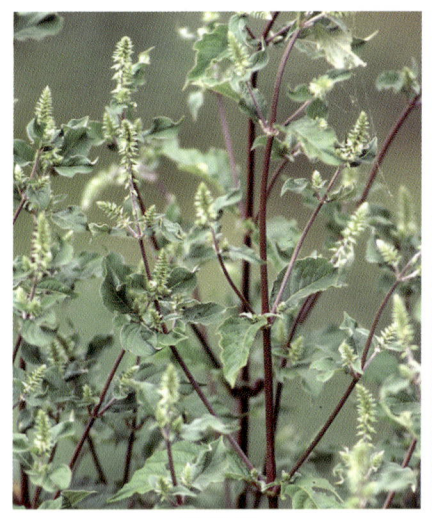
쇠무릎 꽃

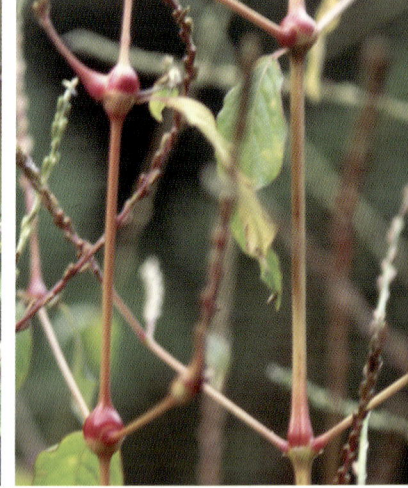
쇠무릎 줄기

痛), 습사와 열사로 인하여 관절이 결리고 아플 때, 코피를 흘릴 때, 입 안의 종기나 상처, 두통, 어지럼증(현훈眩暈), 허리와 무릎이 시리고 아 프며 무력한 병증(요슬산통무력腰膝痠痛無力) 등에 응용할 수 있다.

- **채취 및 가공** : 가을에서 이듬해 봄 사이에 경엽(莖葉:줄기와 잎)이 마를 때 채취하되 잔털과 이물질을 제거하고 말린다.
- **용법** : 사용할 때는 노두(蘆頭:뿌리 꼭대기 줄기가 나오는 부분)를 제거하 고 잘게 썰어서 그대로 또는 주초(酒炒:약재 무게 약 20%의 술을 흡수시켜 프라이팬에 약한 불로 노릇노릇하게 볶음)하여 사용한다. 우슬 10g에 물 700㎖를 붓고 끓기 시작하면 불을 약하게 줄여서 200~300㎖ 정도로 달여서 아침, 저녁으로 두 차례에 나누어 복용한다. 환(丸), 가루(산散), 또는 고(膏)로 만들거나 주침(酒浸)하여 복용하기도 한다.
- **용량** : 말린 것으로 하루에 6~18g.
- **사용상의 주의사항** : 월경과다(月經過多), 몽정(夢精)이나 유정(遺精), 임

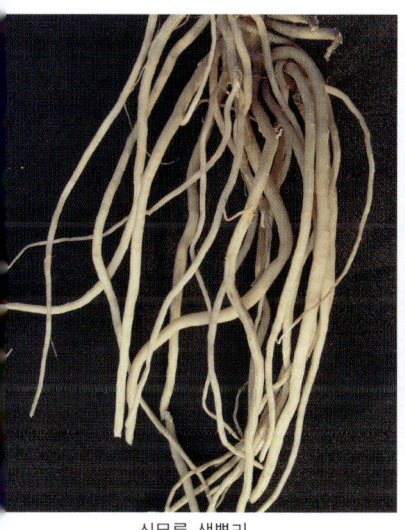
쇠무릎 생뿌리

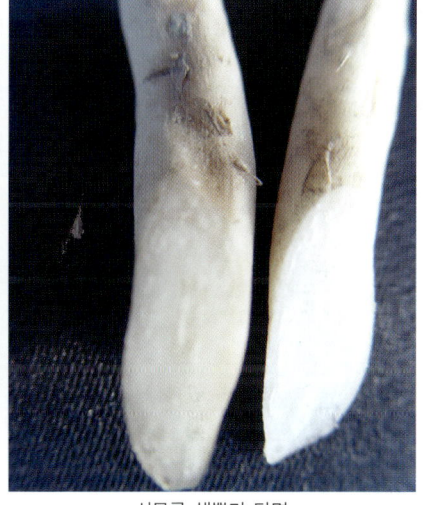
쇠무릎 생뿌리 단면

산부 등은 사용을 금한다.
- **응용** : 이 약재에 간(肝)과 신(腎)을 보하는 기능이 있는 두충(杜冲), 상기생(桑寄生), 금모구척(金毛狗脊), 모과(木瓜) 등의 약재를 배합하여 허리와 대퇴부의 시리고 아픈 증상, 발과 무릎이 연약해지고 무력해지는 증상 등을 치료하는 데 응용한다. 보통 이들 약재를 같은 양으로 하여 물을 붓고 달여서 먹기도 하지만, 식혜를 만들어 먹기도 한다.

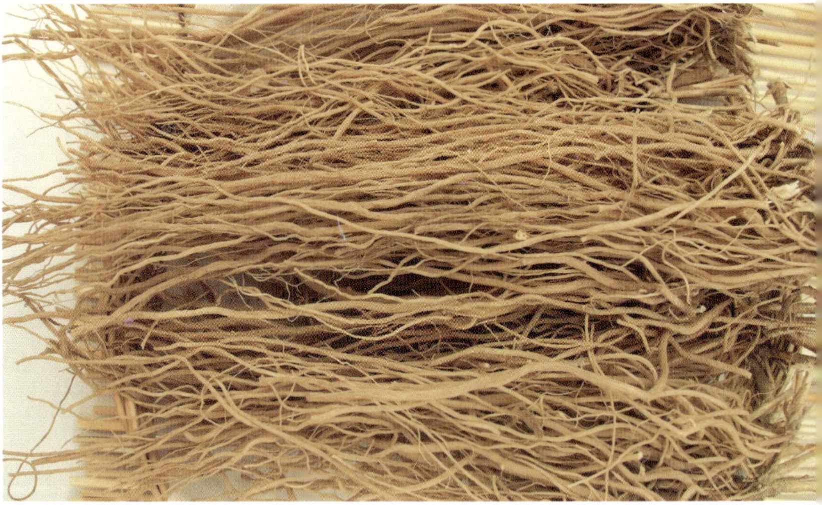

쇠무릎 뿌리 건조한 것

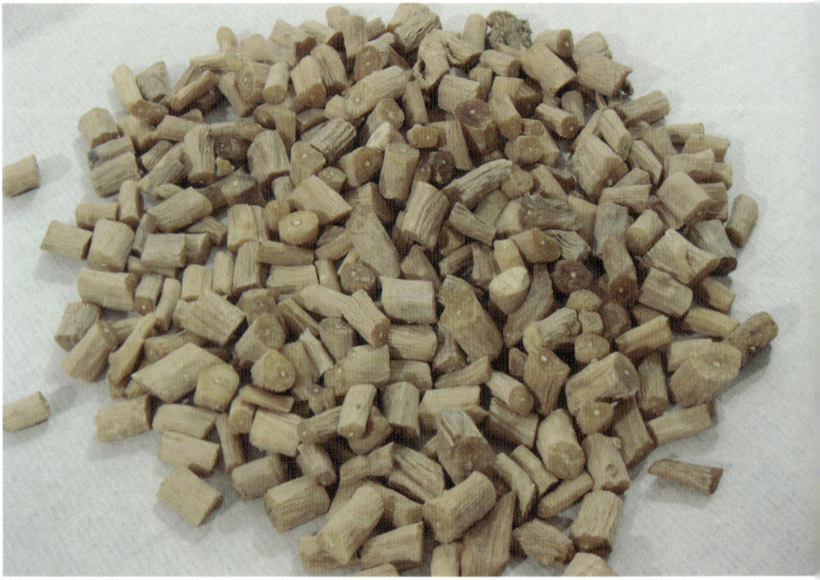

건조한 쇠무릎 뿌리 잘라놓은 것

# 약모밀 주 11

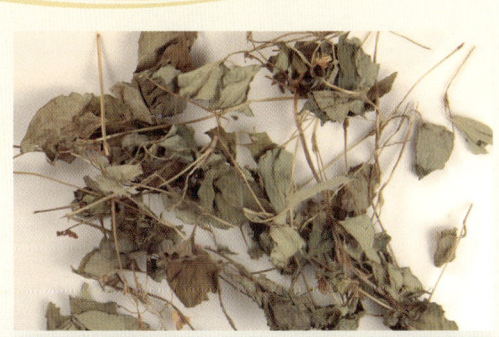

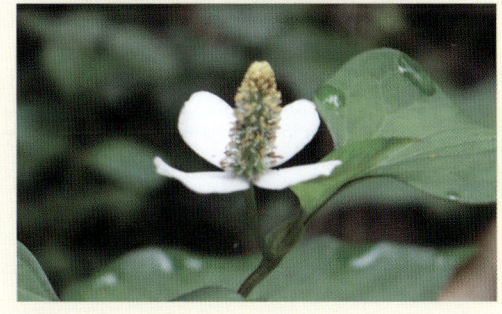

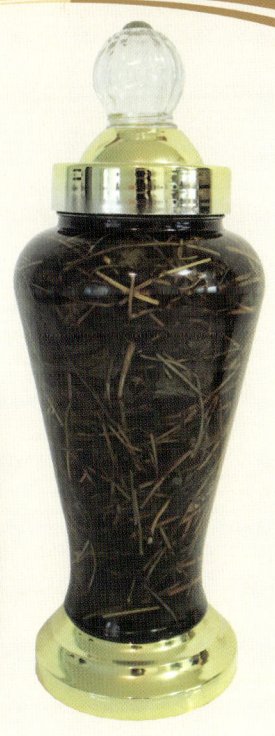

채취, 가공하여 주증(酒蒸)한 약모밀* 100g에 설탕 100g, 소주 1.8ℓ를 붓고 100일 정도 어둡고 시원한 곳에 두었다가 약재를 걸러내고, 다시 밀봉하여 100일 정도를 숙성시킨 다음 하루에 1~2회, 1회에 30㎖ 정도씩 반주로 마시거나 잠자리에 들기 전에 한 잔씩 마시면 좋다.

발효주를 담글 때에는 쌀 10kg을 기준하여 잘 말린 약재 100~200g을 고두밥과 누룩을 비벼 넣을 때 함께 버무려 넣고 술이 익으면 걸러서 마신다.

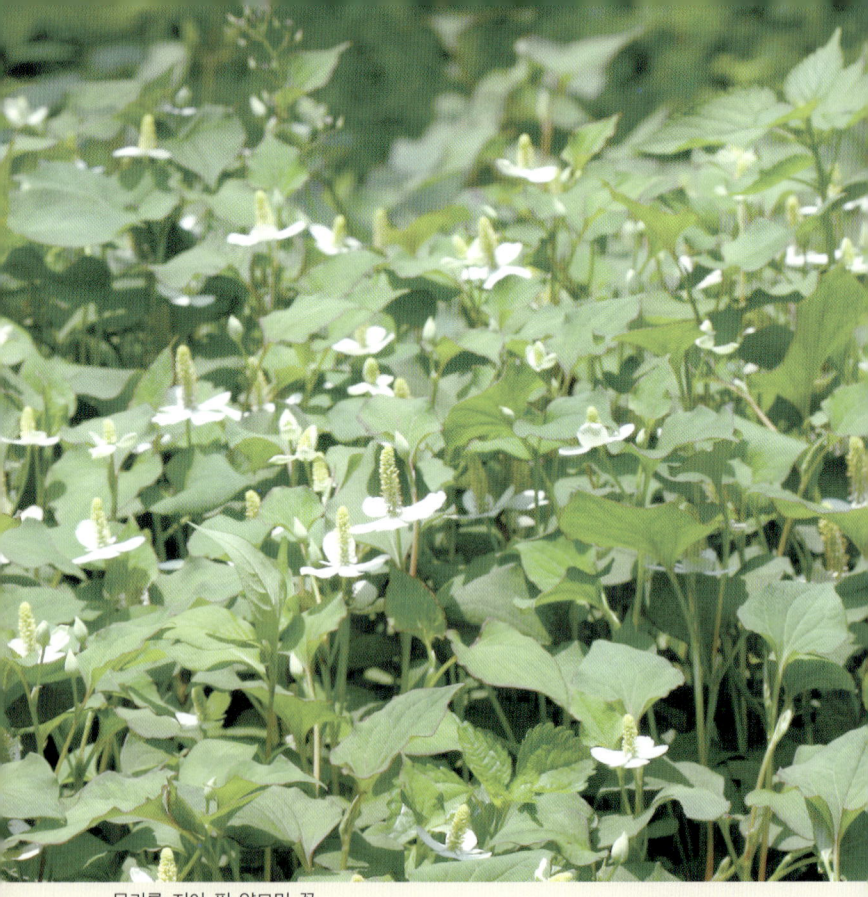

무리를 지어 핀 약모밀 꽃

특히 약모밀은 특유의 생선비린내 때문에 그냥 담근 술은 마시기 곤란하다. 따라서 반드시 주증을 한 약모밀을 사용해야 한다.

※ 소주(30%)의 양이 1.8ℓ이고 거기에 재료가 추가되므로 2.4ℓ 정도의 병을 사용해야 한다.

* 약모밀 채취 및 가공, 주증(酒蒸) : 약모밀은 채취한 후 바로 사용하면 생선비린내 같은 냄새가 나서 복용하기에 부적절하다. 따라서 채취한 후 햇볕에 약간 말려서 시들할 때 술을 뿌려서 시루에 넣어 찌고 햇볕에 널어 말리고, 다시 술을 뿌려 찌고 말리는 과정을 반복하여 비린내가 완전히 가시고 고소한 냄새가 날 때까지 반복하면 복용하기도 좋고 약효도 좋아진다.

# 약모밀의 성분과 효능

- **식 물 명** : 삼백초과(三白草科;Saururaceae)의 다년생 초본식물 약모밀 *Houttuynia cordata* Thunb.
- **생 약 명** : HOUTTUYNIAE HERBA(중약 重藥, 어성초 魚腥草)
- **다른이름** : 즙, 즙채, 자배어성초(紫背魚星草), 취저소(臭猪巢)
- **사용부위** : 뿌리를 포함한 지상부 전초를 건조한 것으로서 식물체에서 생선 비린내가 난다 하여 어성초(魚腥草)라는 이름으로 많이 부른다.

- **생김새** : 여러해살이풀로 줄기는 납작한 원주형으로 비틀려 구부러졌고, 길이 20~50㎝, 지름 0.2~0.3㎝이다. 표면은 갈황색으로 세로로 능선이 여러 개가 있고, 마디는 뚜렷하여 하부의 마디 위에는 수염뿌리가 남아 있으며, 질은 부스러지기 쉽다. 잎은 어긋나고 잎몸은 말려져 쭈그러졌으며, 펴보면 심장형으로 길이 3~5㎝, 너비 3~4.5㎝이다. 끝은 뾰족하고 가장자리는 매끈하며, 표면은 어두운 황록색 또는 어두운 갈색이고, 잎 뒷면은 회록색 또는 회갈색이며, 잎자루는 가늘고 길다. 꽃은 이삭 모양(수상화서 穗狀花序)으로 줄기 끝에 달리며(정생 頂生) 황록색이다. 잎을 비비면 생선비린내가 난다.

- **주요 생산지** : 우리나라에서는 중부 지방에서 자생 또는 재배되고 있으며, 중국에서는 양자강 유역 이남

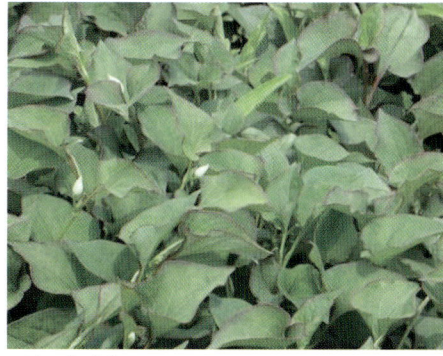

약모밀 재배

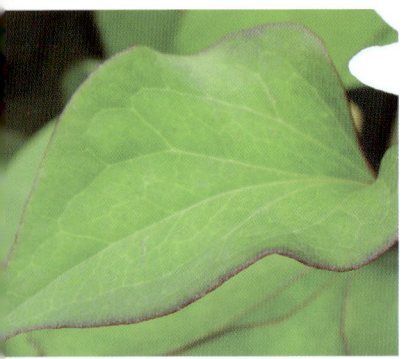

약모밀 잎

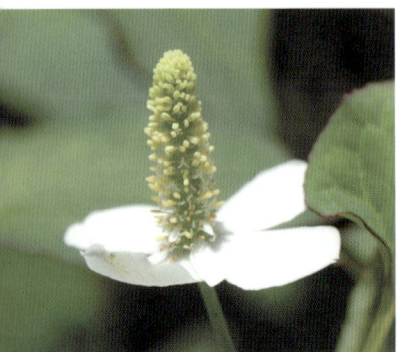

약모밀 꽃

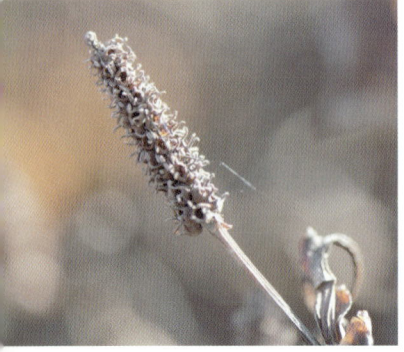

약모밀 종자 결실

각 성에 분포한다.

- **성품과 맛** : 성품은 약간 차고 (미한微寒), 맛은 매우며(신辛), 독성은 없다.
- **작용 부위** : 폐(肺), 방광(膀胱), 대장(大腸) 경락에 작용한다.
- **효능주치** : 열을 식히고 독을 푸는 청열해독(淸熱解毒), 염증을 없애는 소염(消炎), 종기를 삭히는 소종(消腫) 등의 효능이 있어서 폐에 고름이 고이는 폐농양(肺膿瘍), 폐렴(肺炎), 기관지염(氣管支炎), 인후염(咽喉炎), 수종(水腫), 자궁염(子宮炎), 대하(帶下: 냉), 탈항(脫肛), 치루(痔漏), 일체의 옹종(癰腫), 악창(惡瘡), 습진(濕疹), 이질(痢疾), 암종(癌腫) 등 매우 다양하게 이용되고 있다.
- **채취 및 가공** : 주로 여름철에 줄기와 잎이 무성하고 꽃이 많이 필 때, 때로는 가을까지 채취하여 볕에 말린다. 이물질을 제거하고 절단하여 사용한다.
- **용법** : 일반적으로 그냥 사용하면 생선비린내 때문에 복용하기에 부적절하다. 따라서 채취한 후 약간 말려서 시들시들할 때 술을 뿌려서 시루에 넣어 찌고

햇볕에 널어 말리고, 다시 술을 뿌려 찌고 말리는 과정을 반복하여 비린내가 완전히 가시고 고소한 냄새가 날 때까지 반복하면 복용하기도 좋고 약효도 좋아진다.

- 용량 : 말린 것으로 하루에 12~20g.
- 사용상의 주의사항 : 이뇨작용이 있으므로 허약한 사람은 피한다.
- 응용 : 민간에서는 길경, 황금, 노근 등을 배합하여 폐옹(肺癰:폐의 악창)을 다스리거나 기침과 혈담을 치료하는 데 사용하고, 폐렴이나 급만성 기관지염, 장염, 요로감염증 등에 사용하여 많은 효과를 보고 있다. 물을 부어 달여서 복용하기도 하고, 환이나 가루로 만들어 복용하기도

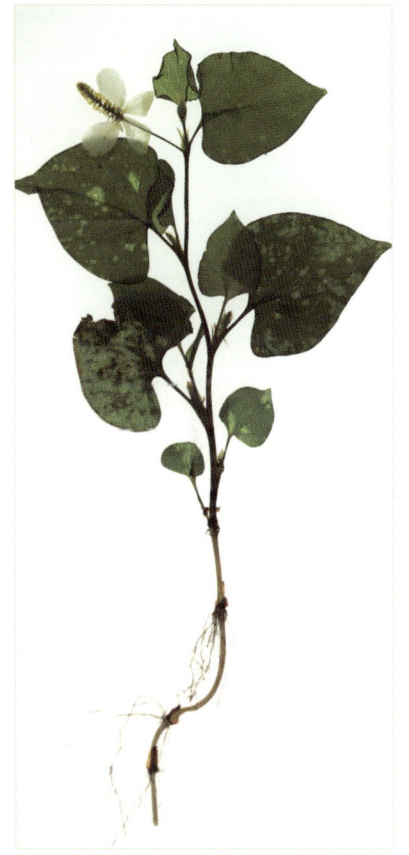

약모밀 전초(압화)

한다. 외용으로는 짓찧어 환부에 바르기도 한다. 가정에서는 건조된 약재 15g에 물 700㎖를 붓고 끓기 시작하면 불을 약하게 줄여서 200~300㎖ 정도로 달여서 아침, 저녁으로 두 차례에 나누어 복용한다.

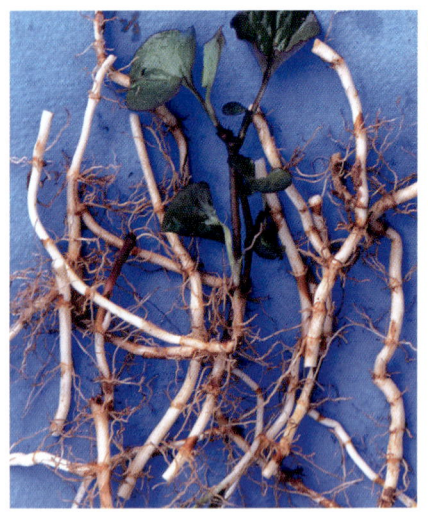

약모밀 잎과 생뿌리 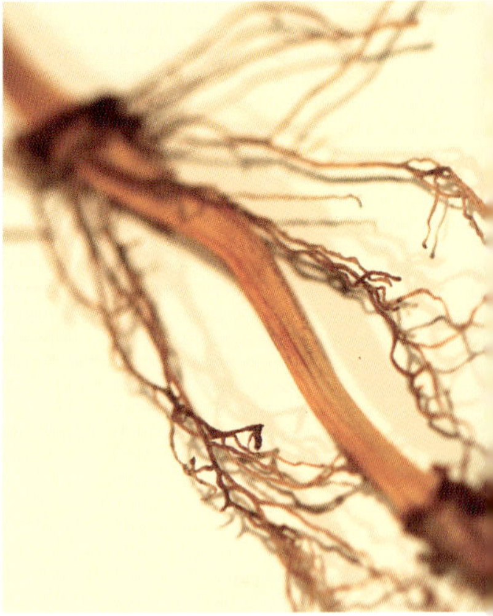 약모밀 뿌리

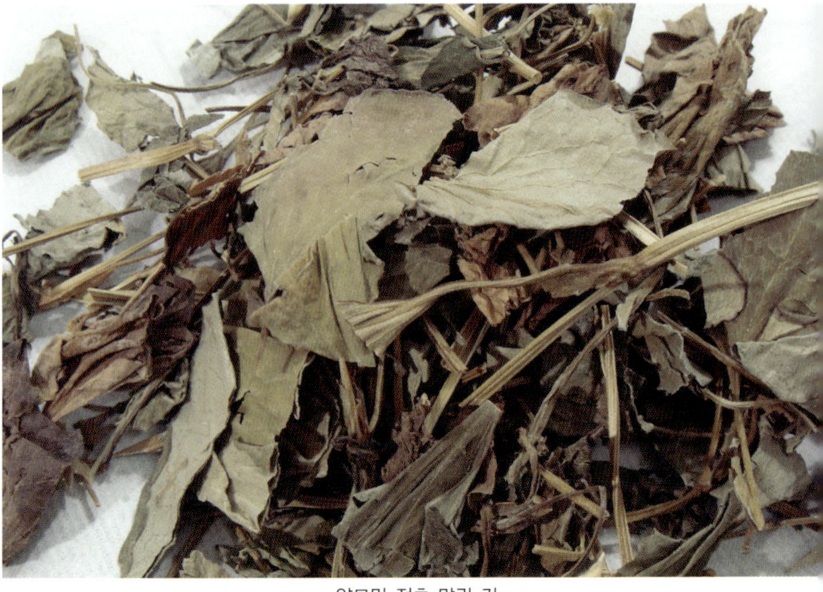

약모밀 전초 말린 것

# 오미자 주 12

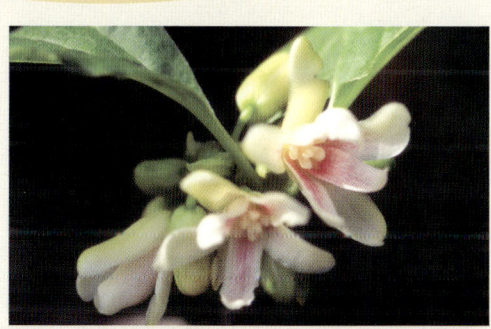

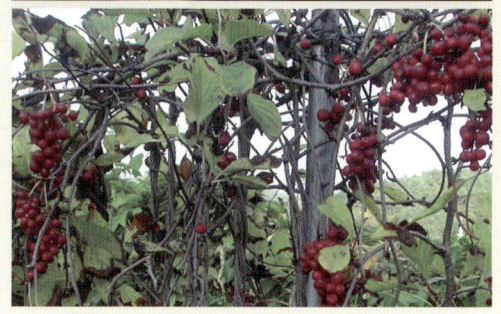

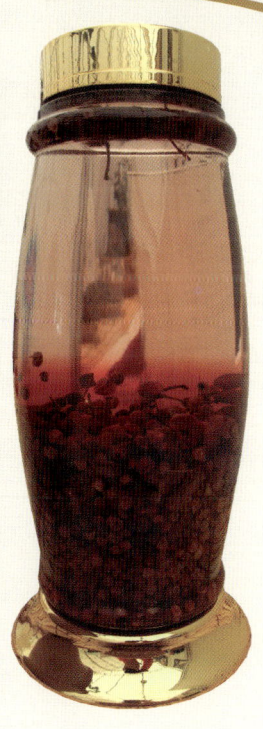

오미자는 기능성뿐만 아니라 특유의 붉은 색감과 향, 맛 때문에 다른 어떤 약재보다도 사랑받는 약재이다.

잘 익은 오미자를 수확하여 이물질을 잘 씻고, 수분을 제거한 다음 바로 설탕과 1:1로 당침(糖浸)하여 두고 1~2달 후에 그 즙액을 걸러서 밀봉하여 시원하게 보관한 다음 음료로 활용하거나, 여기에 소주를 부어 숙성시킨 다음 이용하기도 한다.

발효주를 담글 때에는 정선 건조한 오미자(쌀 10kg을 기준하여 잘 말린 약재 100~200g)를 한 번 끓여서 80~90℃ 정도로 식힌 물에 2~3시간 정도를

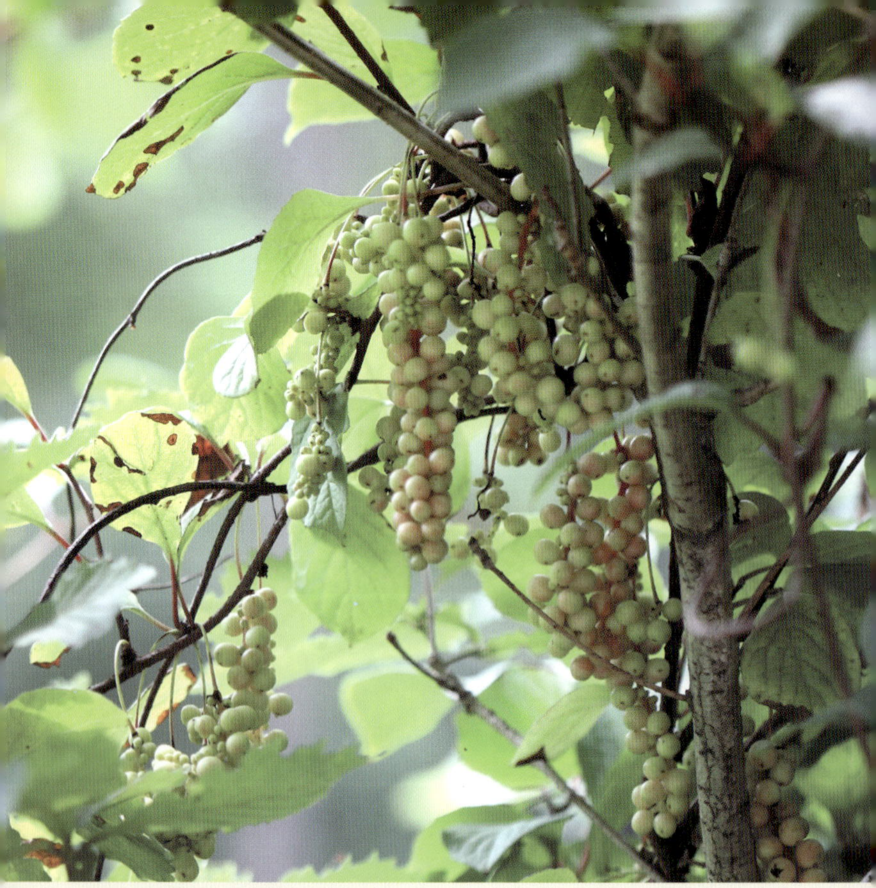

오미자나무

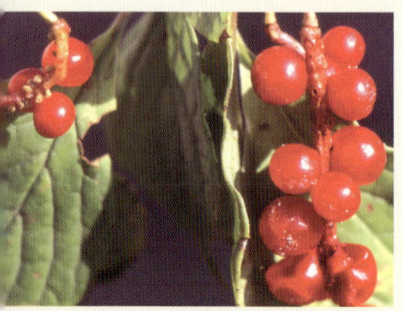

익은 오미자 열매

담가 우려내거나, 끓여서 식힌 물에 하룻밤 정도를 우려낸 물을 술 담그기의 기본 물로 이용하거나, 고두밥과 누룩을 비벼 넣을 때 마른 오미자 100g 정도를 함께 버무려 넣고 술이 익으면 걸러서 마신다.

※ 소주(30%)의 양이 1.8ℓ이고 거기에 재료가 추가되므로 2.4ℓ 정도의 병을 사용해야 한다.

# 오미자의 성분과 효능

- **식 물 명** : 목련과(木蘭科;Magnoliaceae) 낙엽 활엽 덩굴성 식물인 오미자(北五味子) *Schisandra chinensis* (Trucz.) Baill. 화중오미자(華中五味子;南五味子) *S. sphenanthera* REHD. et WILS.
- **생 약 명** : SCHIZANDRAE FRUCTUS(오미자 五味子)
- **다른이름** : 현급(玄及), 회급(會及), 오매자(五梅子)
- **사용부위** : 완숙한 과실을 건조한 것.

- **생김새** : 갈잎 덩굴성 나무로 잎은 어긋나고 타원형이며 길이 7~10cm, 너비 3~5cm이다. 꽃은 암수딴그루로 붉은빛이 도는 황백색이고 6~7월에 피며 꽃의 지름이 약 15mm 정도이다. 열매는 홍색으로 8~9월에 익고 구형이며 1~2개의 종자가 들어 있다. 건조한 약재는 불규칙한 구형(球形) 혹은 편구형(扁球形)을 이루고 지름 5~8mm이다. 표면은 붉은색(紅色), 자홍색(紫紅色) 또는 어두운 자색(암자색暗紫色)을 띠며 쭈글쭈글하고 과육은 유연하며 표면은 검은 홍색 또는 백상[白霜:표면에 밀가루를 뿌린 것처럼 흰색의 서릿발 같은 가루(분상粉霜)가 나타나는 현상]이 나타나기도 한다. 속에는 종자가 1~2개 들어 있는데 종자는 신장형으로 표면은 갈황색으로 광택이 있으며 종피는 얇고 부스러지기 쉽다.
- **주요 생산지** : 우리나라 각지에 분포하며 강원도 인제, 전라북도 장수와 무주 등지에서 많이 재배하고, 제주도에서는 한라산 흑오미자라고 하여 관광상품으로 많이 판매하고 있으나 실제로는 육지에서 들어간 제품들이 많다.
- **성품과 맛** : 성은 따뜻하고, 맛은 시고 달며(산감酸甘), 독성은 없다. 흔히 시고, 쓰고, 달고, 맵고, 짠 다섯 가지의 맛(오미五味)을 다 가지고 있다 하

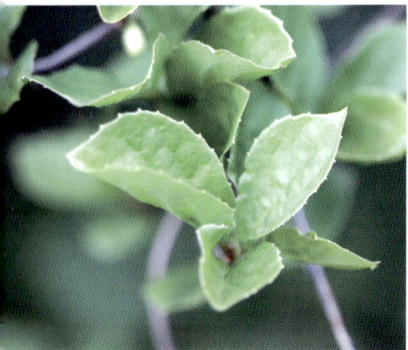

오미자 잎

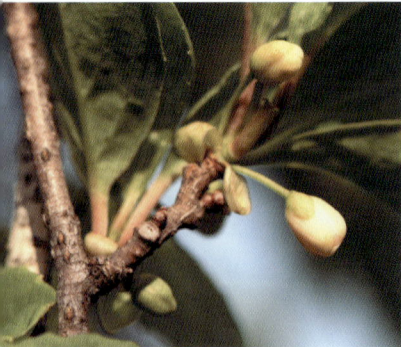

오미자 꽃봉오리

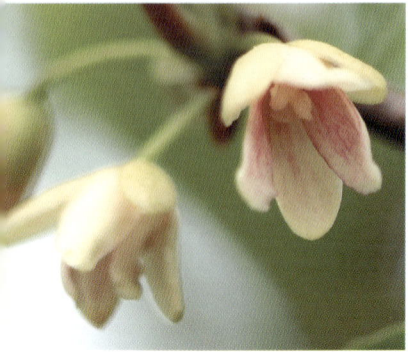

오미자 꽃

여 오미자라는 이름이 붙었다.

- **작용 부위** : 폐(肺), 심(心), 신(腎) 경락에 작용한다.
- **효능주치** : 폐의 기운을 수렴하는 염폐(斂肺), 신장의 기운을 기르는 자신(滋腎), 진액을 생성하는 생진(生津), 지나치게 땀이 나가지 못하게 거두어들이는 수한(收汗), 정액을 흘러나가지 못하게 하는 삽정(澁精) 등의 효능이 있어 폐의 기운이 허해서 오는 천식(喘息)과 기침을 치료하고(치폐허천해治肺虛喘咳), 입이 마르며 갈증이 생기는 증상(구건작갈口乾作渴), 자한(自汗), 도한(盜汗), 방사 후 기가 상하여 여위고 수척해지는 노상리수(勞傷羸瘦), 잠잘 때 정액이 흘러나가는 몽정(夢遺), 정액이 잘 흘러나가는 활정(滑精), 오래된 설사와 이질을 말하는 구사구리(久瀉久痢), 급성간염(急性肝炎) 등을 치료하는 효과가 있다.
- **채취 및 가공** : 절기상으로 상강(霜降) 이후에 채취하여 햇볕에 말려 사용하거나, 술을 흡수시켜 시루에 찌는 주증(酒蒸), 꿀물을 흡수시켜 약한 불에 볶아

내는 밀자(蜜炙), 식초를 흡수시켜 약한 불에 볶아내는 초자(醋炙) 등을 하여 사용한다. 폐 기운을 수렴하고 기침을 멈추게 하는 염폐지해(斂肺止咳)의 목적으로 사용할 때는 이물질을 제거하고 그대로 사용하며(생용), 신기를 돕고 정을 단단하게 하는 익신고정(益腎固精)에는 주자(酒炙:술을 흡수시켜서 프라이팬에 약한 불로 볶아내는 것)하고, 산삽수렴작용(酸澁收斂作用)을 증강시켜 해수(咳嗽), 유정(遺精), 설사(泄瀉) 등의 증상에 적용할 경우에는 식초를 흡수시켜 프라이팬에 볶아주는 초자(醋炙)를 하여 사용한다.

- 용법 : 오미자는 물을 붓고 끓이면 씨 속의 떫은맛이 지나치게 우러나와서 먹기가 곤란하다. 따라서 오미자는 끓이지 말고 우려서 이용하는데 두 가지 방법이 있다. 첫째는 물을 먼저 끓여서 80~90℃ 정도로 식힌 다음, 여기에 오미자를 넣고 2~3시간 정도를 우려내고 이것을 다시 끓여서 이용하는 방법이 있고, 둘째는 먼저 물을 끓인 후 충분히 식힌 다음 여기에 오미자를 넣고 하룻밤 정도를 우려내서 이용하는 방법이다. 우려낸 오미자 물은 다시 한 번 끓여서 식히고 이를 시원하게 보관해두고 마실 때 기호에 따라서 꿀이나 설탕을 약간 가미하여 마시면 떫은맛이 줄어들어 좋다. 또한 이렇게 우려낸 오미자 물은 다른 요리나 다른 약재와의 배합을 이용할 때 기본 물로 사용할 수 있으며, 이렇게 먼저 오미자 물을 우려내고 난 후 오미자는 건져내고 여기에 다른 약재를 넣어 본격적으로 끓이거나 조리를 시작하면 좋다.
- 용량 : 말린 것으로 하루에 3~12g.
- 사용상의 주의사항 : 시고 떫어서 거두어들이는 수렴(收斂)작용을 하기 때문에 표사(表邪)가 없어지지 않았거나 실열(實熱)에 속한 경우, 또는 해수(咳嗽)의 초기, 마진(麻疹:홍역)의 초기 등의 병증에는 모두 사용을 피한다.
- 응용 : 오미자는 여름철 음료로 인기가 좋다. 끓여서 80~90℃로 식힌 물 2ℓ에 오미자 2컵을 넣고 2~3시간 동안 우려낸 뒤 채에 받쳐 오미자를 걸러 내고 그 물에 인삼 2컵과 맥문동 4컵을 넣고 달인 다음 식혜

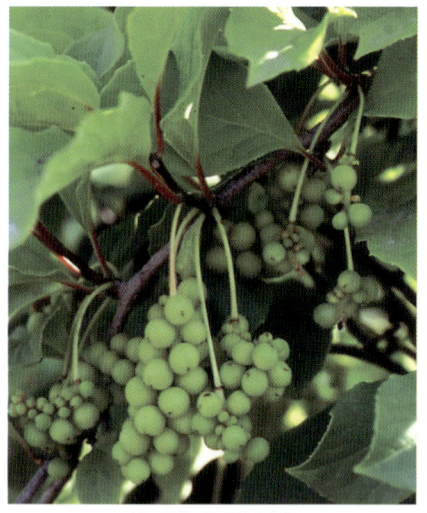
덜 익은 오미자 열매

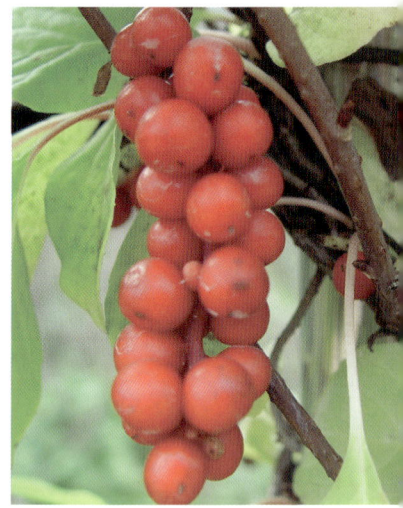
익은 오미자 열매

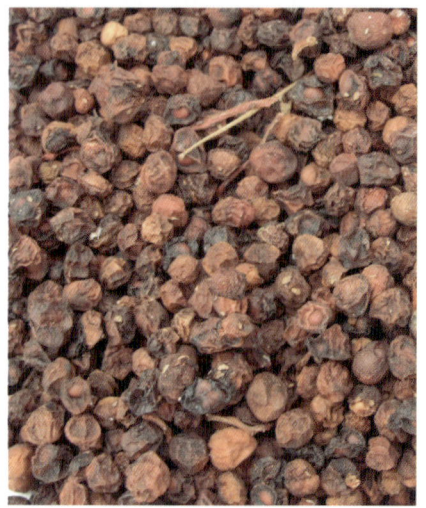
오미자 열매 건조한 것

서 냉장고에 넣어 두고 꿀이나 설탕을 적당량 타서 마시면 갈증을 해소하는 데 최고의 음료가 된다(생맥산生脈散).

# 잔대 주 13

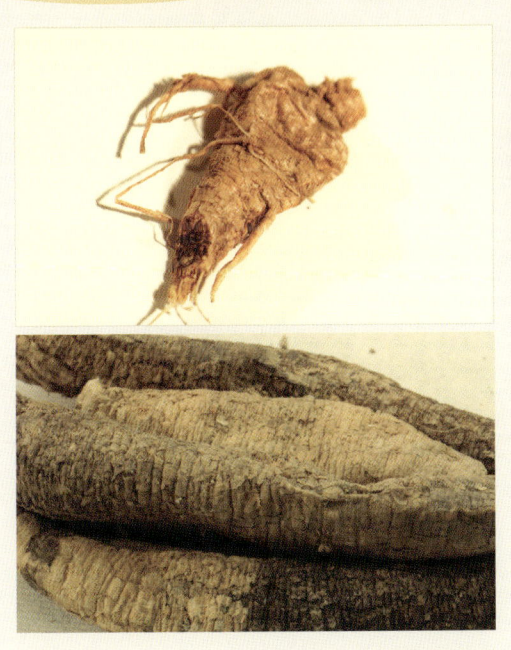
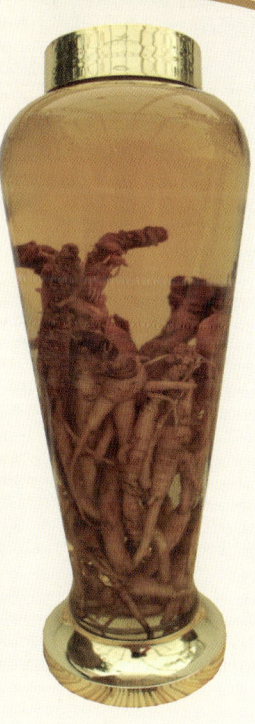

잔대는 해독작용과 자궁수축 기능들로 인하여 민간에서 산후 회복이나 해독제로 널리 애용되던 약재다. 민간에서는 주로 호박에 넣어 산후조리 식품으로 이용하였다.

술로 담글 때는 말린 잔대 100g에 설탕 100g, 소주 1.8ℓ를 부어 밀봉한 다음 100일 정도 시원하고 어두운 곳에 보관하였다가 약재를 걸러내고 시원하게 보관해둔다. 그리고 하루에 1~2회, 1회에 30㎖ 정도씩 반주로 마시거나 잠자리에 들기 전에 한 잔씩 마시면 좋다.

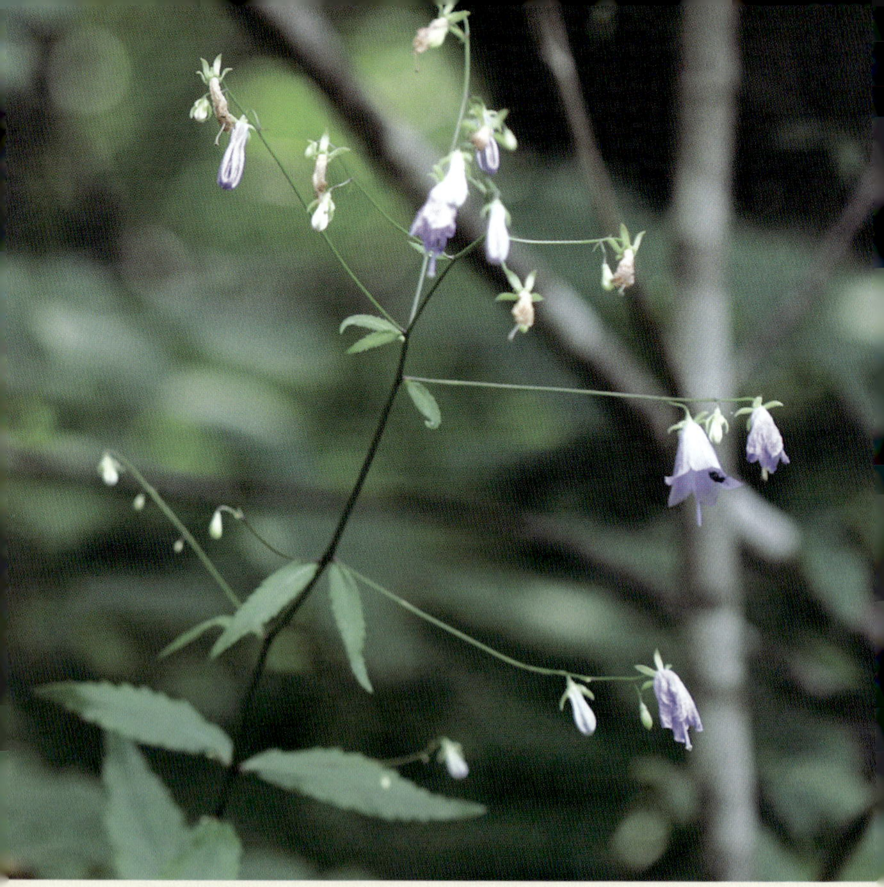

잔대 전초

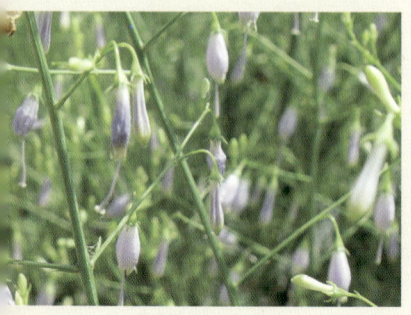

잔대 집단

발효주를 담글 때에는 쌀 10kg을 기준하여 잘 말린 잔대 100g을 고두밥과 누룩을 비벼 넣을 때 함께 버무려 넣고 술이 익으면 걸러서 마신다.

※ 소주(30%)의 양이 1.8ℓ이고 거기에 재료가 추가되므로 2.4ℓ 정도의 병을 사용해야 한다.

# 잔대의 성분과 효능

- **식 물 명** : 초롱꽃과(桔梗科;Campanulaceae) 다년생 초본 잔대 *Adenophora triphylla* var. *japonica* (Regel) H.Hara 및 동속근연식물
- **생 약 명** : ADENOPHORAE RADIX(사삼沙蔘)
- **다른이름** : 남사삼(南沙蔘), 지모(知母), 양파령(羊婆齡), 사엽사삼(四葉沙蔘)
- **사용부위** : 뿌리를 건조한 것.

- 생김새 : 방추형 또는 긴 원주형이며 구부러졌고 드물게는 가지 뿌리가 있다. 상부에 바퀴처럼 둥근 모양(윤상輪狀)의 가로주름이 있는 뿌리줄기가 있고 길이 5~20cm, 뿌리 위쪽의 지름은 1~3cm이다. 표면은 엷은 황백색 또는 엷은 회갈색을 띠며, 위쪽은 뚜렷한 이삭 모양의 가로주름이 있고 아랫부분은 세로 및 가로주름이 있다. 질은 가볍고 절단하기 쉬우며, 절단면은 유백색을 띠고 빈틈이 많다.
- 주요 생산지 : 우리나라 각지에 분포한다.
- 성품과 맛 : 성은 약간 차고(미한微寒), 맛은 달며(감甘) 무독하다.
- 작용 부위 : 폐(肺), 간(肝), 비(脾) 경락에 작용한다.
- 효능주치 : 강장(强壯), 청폐(淸肺), 진해(鎭咳), 거담(祛痰), 소종(消腫)

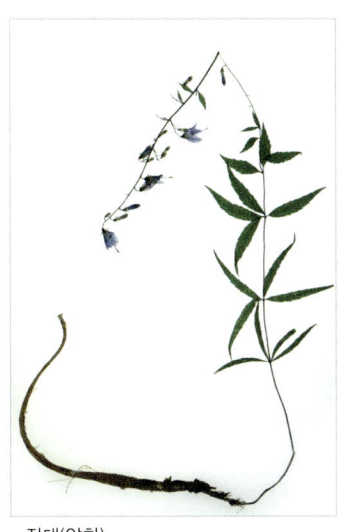

잔대(압화)

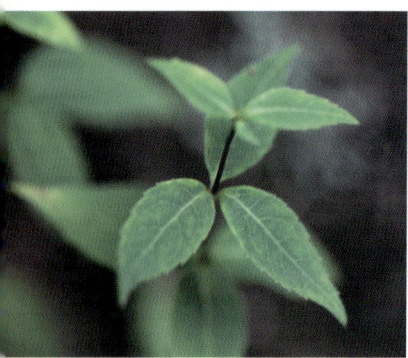

잔대 잎

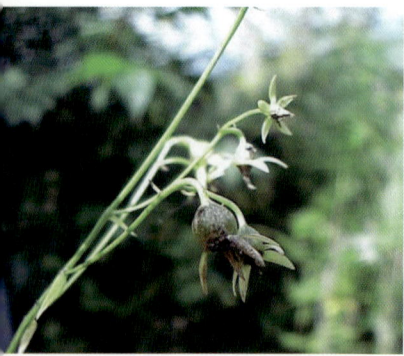

잔대 꽃봉오리

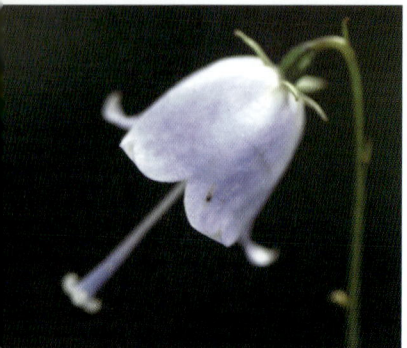

잔대 꽃

하는 효능이 있어서 폐결핵성 해수나 해수(咳嗽), 옹종(擁腫) 등의 치료에 유용하다. 특히 잔대는 각종의 독성을 해독하는 효능이 뛰어나고 자궁의 수축 기능이 있기 때문에 출산 후 회복기의 산모에게 매우 유용하게 이용될 수 있다.

- **채취 및 가공** : 가을에 채취하여 이물질을 제거하고 세정한 후 두껍게 절편하여 잘 건조해서 사용한다.
- **용법** : 건조한 잔대 10~20g에 물 700㎖ 정도를 붓고 끓기 시작하면 불을 약하게 줄이고 200~300㎖ 정도로 달여서 아침, 저녁으로 두 차례에 나누어 복용한다. 또는 환이나 가루로 만들어 복용하기도 한다. 민간에서는 주로 독성을 제거하는 데 유용하게 사용하여 왔다.
- **용량** : 건조한 약재로 하루 12~24g.
- **사용상의 주의사항** : 성미가 달고 차므로 풍사와 한사로 인하여 기침을 하는 풍한해수(風寒咳嗽) 및 비위(脾胃)가 허(虛)하고 찬 경우에는 부적당하다. 방기

(防己)나 여로(黎蘆)와 함께 사용하지 않는다.

- 응용 : 특히 산후조리를 위하여 먼저 잔대 100~150g과 대추 100g을 함께 넣고 푹 달인 다음 삼베에 거른다. 여기에 잘 익은 늙은 호박 하나를 골라 속을 긁어내고 작게 토막 내어 넣고 푹 삶은 다음, 호박을 으깨어 삼베에 거른다. 여기에 막걸리 1병을 넣어 다시 끓인 다음 하루 2~3차례 한 대접씩 먹는데, 맛도 좋고, 산후의 부기를 빼주며, 자궁의 수축 효과가 있어 산모의 산후 회복에 아주 좋은 효과가 있다(산후에 2번 정도 만들어 먹으면 산모의 회복에 매우 좋다).

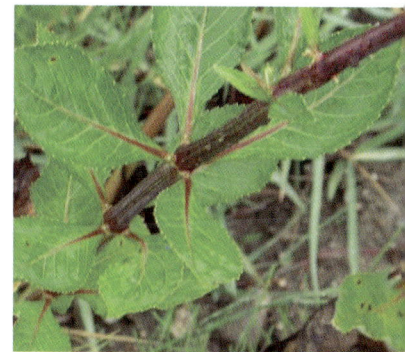

잔대 줄기

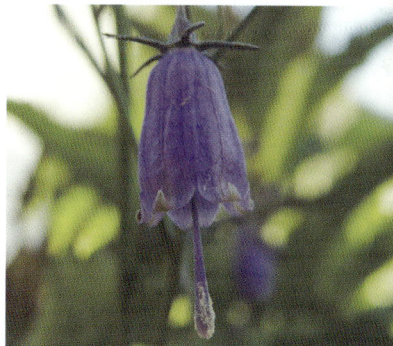

둥근잔대 꽃

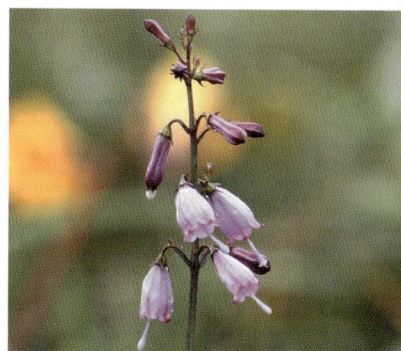

분홍색 잔대 꽃

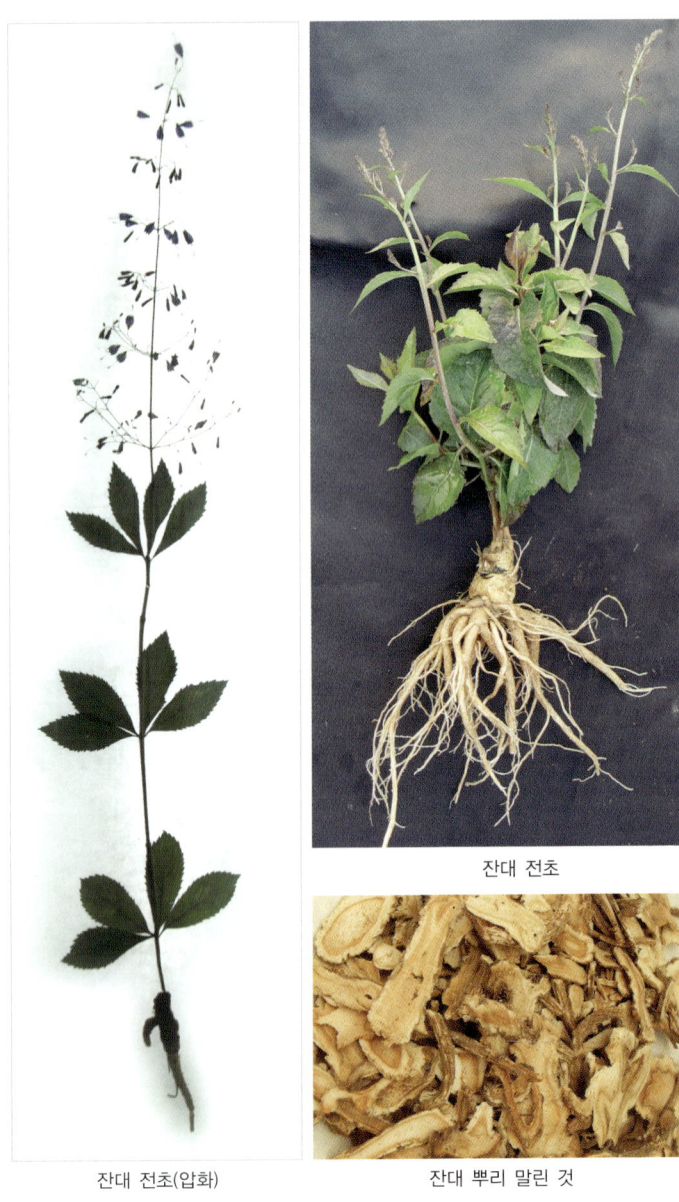

잔대 전초

잔대 전초(압화)

잔대 뿌리 말린 것

# 지황주 14

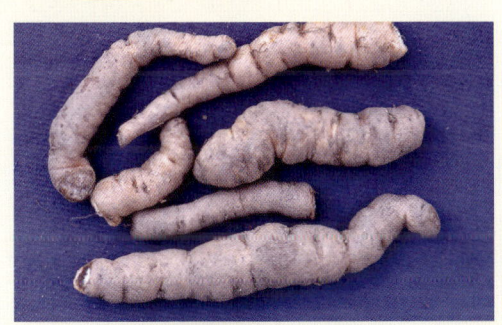

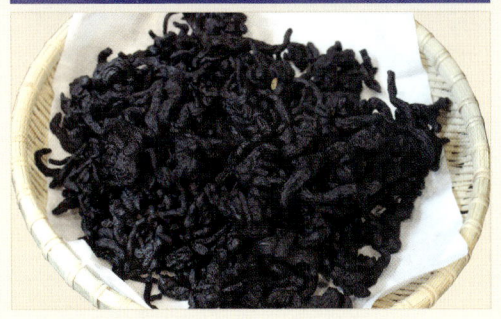

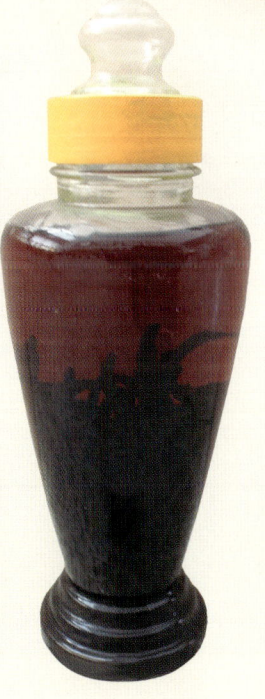

지황은 파혈, 보혈 등 그 용도가 매우 다양하다. 생지황의 경우에는 이물질을 제거하고, 겉에 묻은 물기를 잘 제거한 다음 200~300g에 소주 한 병의 비율로 부어서 100일 정도 우려낸 다음 약재를 걸러내고 보관 숙성시킨 다음 마신다.

생지황의 뿌리는 유백색이지만 술에 담그면 진한 검정색으로 우러난다. 생지황을 말린 건지황 50~100g에 소주 한 병을 부어서 100일 정도 우려낸 다음 약재는 건져내고 숙성시켜 복용하기도 한다. 생지황의 경우에는 파혈(破血:어혈을 제거)의 목적으로, 건지황이나 숙지황의 경우에는 보

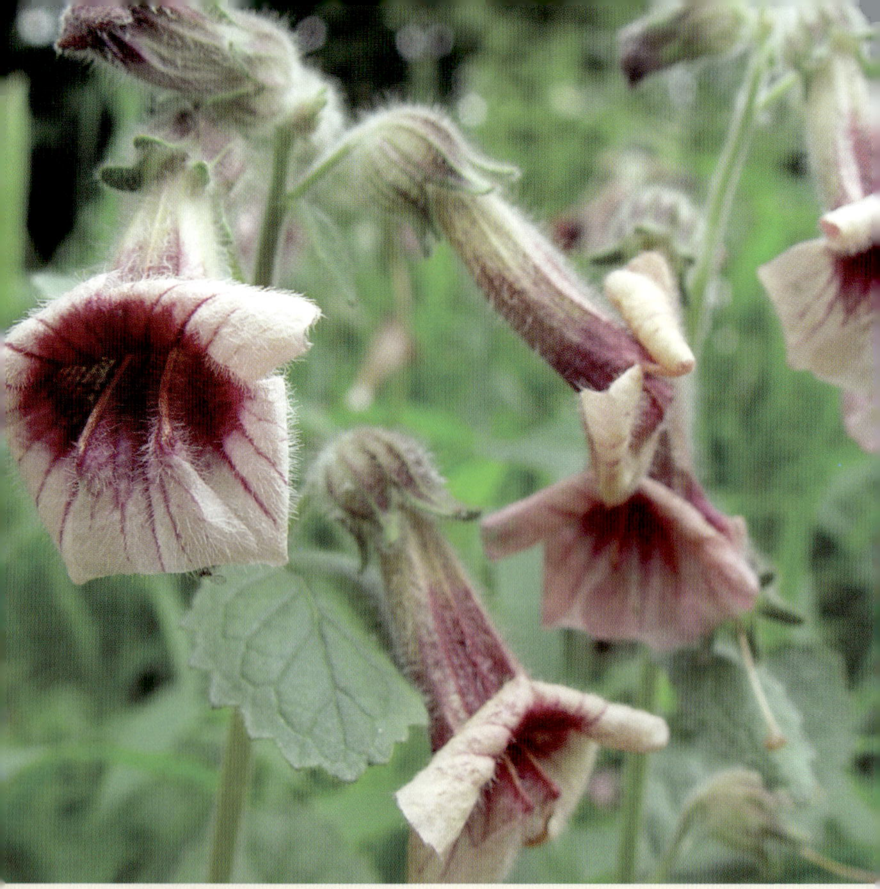

지황 꽃과 잎

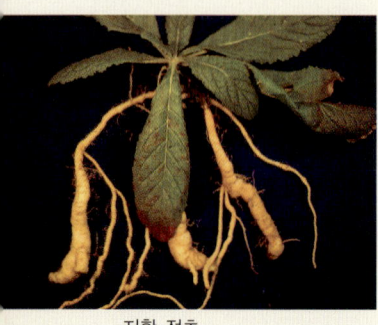

지황 전초

혈(補血)의 목적으로 이용한다.

응용방법으로 생지황, 숙지황, 천문동, 맥문동, 백복령, 인삼을 각각 30g씩 넣고 여기에 설탕 100g을 넣은 다음 소주 1.8ℓ를 부어서 같은 요령으로 침출하여 마시는 '고본지황주'는 노화방지에 좋다.

※ 소주(30%)의 양이 1.8ℓ이고 거기에 재료가 추가되므로 2.4ℓ 정도의 병을 사용해야 한다.

# 지황의 성분과 효능

- **식 물 명** : 현삼과(玄參科;Scrophulariaceae)의 다년생 초본, 지황 Rehmannia glutinosa (Gaertn.) Libosch. ex Steud.(한국), 지황 R. glutinosa LIBOSCH(중국), 또는 회경지황(懷慶地黃) R. glutinosa LIBOSCH. f. hueichingensis (CHAO et SCHIH) HSIA.
- **생 약 명** : REHMANNIAE RADIX PREPARAT(생지황生地黃, 건지황乾地黃, 숙지황熟地黃)
- **다른이름** : 숙지(熟地)
- **사용부위** : 덩이뿌리. 이것을 수확하여 건조한 것을 건지황(乾地黃:중국에서는 이것을 생지황이라 함)이라 하며, 지황을 술에 버무려 시루에 찌고 햇볕에 말리는 작업을 반복한 것을 숙지황이라 한다. 중국에서는 생지황을 선지황(鮮地黃)이라 한다.

- **생김새** : 다년생 초본식물로서 키는 20~30cm까지 자라고, 전체에 부드러운 털이 있으며 뿌리는 유백색으로 굵으며 옆으로 벋는다. 뿌리로부터 나오는 근생엽(根生葉)은 모여나기(총생叢生)를 하고 줄기로부터 나오는 경생엽(莖生葉)은 어긋나기(호생互生)를 하며, 장타원형으로 잎 가장자리에 둔한 톱니가 있다. 꽃은 5~6월에 자홍색으로 피고, 열매는 6~7월에 맺는다. 숙지황은 불규칙한 덩어리 모양으로 속과 겉이 고른 칠흑색을 나타낸다. 외표면은 쭈글쭈글하고 평탄하지 않다. 질은 유연하며, 단면은 윤기가 나게 젖어 있으며 중심부에 유지(기름)상의 덩어리가 있기도 하고

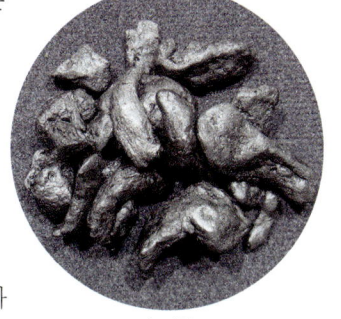

숙지황

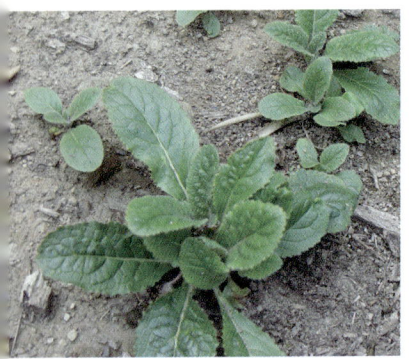

지황 잎

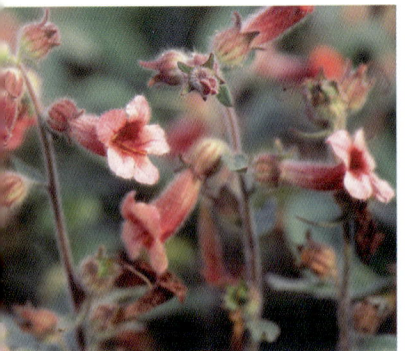

지황 꽃

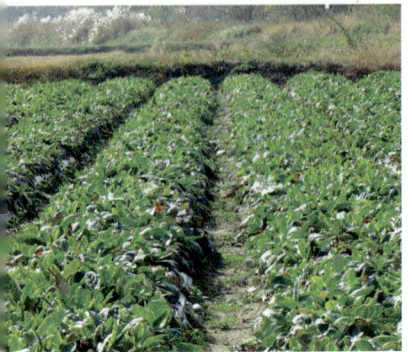

지황 밭

점성이 많다.

- **주요 생산지** : 우리나라 각지에서 재배하며 특히 전북 정읍 옹동면은 전통적으로 지황의 주산지이고, 최근 충남 서천과 서산 지방에서도 많이 재배한다. 중국은 하남, 절강성에서 재배되며 기타 하북, 섬서, 감숙, 호남, 호북, 사천, 산서성 등지에서도 생산된다.
- **성품과 맛** : 생지황은 성이 차고 맛은 달고 쓰며, 숙지황은 성이 따뜻하고 맛은 달다. 양쪽 다 독성은 없다.
- **작용 부위** : 생지황(生地黃)은 심(心), 간(肝), 신(腎) 경락에, 숙지황(熟地黃)은 간(肝), 신(腎), 비(脾) 경락에 작용한다.
- **효능주치**

① 생지황(生地黃)은 열을 내리게 하는 청열(淸熱), 혈분(血分)의 나쁜 사기(邪氣)를 제거하는 양혈(凉血), 양기를 길러주는 자양(滋陽), 진액을 생성하는 생진(生津), 심기능을 강화하는 강심(强心) 등의 효능이 있어, 월경불순(月經不順), 혈붕(血崩:엄청난 양의 하혈), 토혈(吐血), 육혈(衄血:코

피), 소갈(消渴), 당뇨병(糖尿病), 관절동통(關節疼痛), 습진(濕疹) 등을 치료한다.

② 숙지황(熟地黃)은 혈을 보하는 보혈(補血), 몸을 튼튼하게 하는 강장(强壯), 태아를 안정되게 하는 안태(安胎) 등의 효능이 있어, 빈혈(貧血), 신체허약(身體虛弱), 양위(陽萎:양사가 위축되는 증상), 유정(遺精:정액이 흘러나가는 증상), 골증(骨蒸:골증조열의 준말), 태동불안(胎動不安), 월경불순(月經不順), 소갈(消渴), 이농(耳膿) 등을 치료하는 데 유용하다.

• 채취 및 가공 : 숙지황 제법

가을에 지상부가 고사한 뒤에 채취하는데 겨울에 동해(凍害) 피해가 없는 곳에서는 이듬해 봄에 일찍 채취하기노 한다.

① 지황즙(地黃汁)으로 세조하는 방법 : 먼서 깨끗이 씻은 시황을 물에 담가서 물에 가라앉는 지황(地黃)은 취하여 숙지황 원재료로 준비하고, 물의 중간부에 뜨는 지황(인황人黃)과 수면 위에 전부 뜨는 지황(천황天黃)을 건져내어 함께 짓찧어 즙액을 만든다. 먼저 건져둔 지황(地黃)에 짓찧어 준비한 천황과 인황을 버무린 다음 찜통에 넣고 충분히 쪄서 꺼내 햇볕에 말리고 다시 지황즙 속에 하루 저녁 담갔다 찐 후 햇볕에 말린다. 이런 식으로 찌고 말리는 과정을 아홉 번 반복하여 제조한다.

② 술(酒), 사인(砂仁), 진피(陳皮) 등을 보료로 하여 제조하는 방법 : 술(주로 막걸리를 빚어서 사용)에 지황을 버무려 찌고 말리는 과정을 반복하는데, 내외가 흑색이며 질이 유윤하게 되면 햇볕에 말려서 제조한다.

• 용법 : 각종의 배합에 넣어 물을 붓고 끓여서 복용한다(사물탕四物湯, 팔물탕八物湯, 십전대보탕十全大補湯 등). 또는 환을 만들어 복용하기도(육미지황환六味地黃丸) 한다.

• 용량 : 숙지황으로 하루 4~20g.

• 사용상의 주의사항 : 숙지황이나 건지황의 경우 성질이 끈끈하고 점액질이기 때문에 비위(脾胃)가 허약한 사람, 기가 울체되어 담이 많은 사람, 복부가 팽만되고 변이 진흙처럼 무른 사람 등은 모두 사용하지 말 것이며, 무를 함께 사용할 수 없다. 또한 반드시 충분하게 찌고 말리는

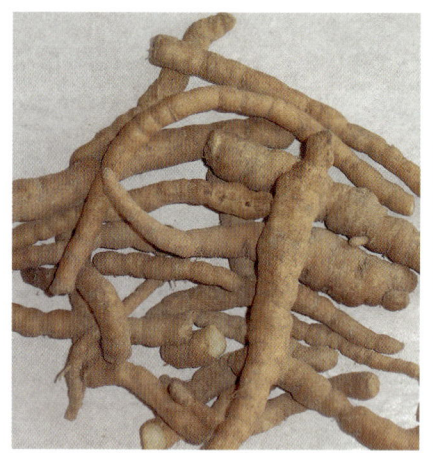 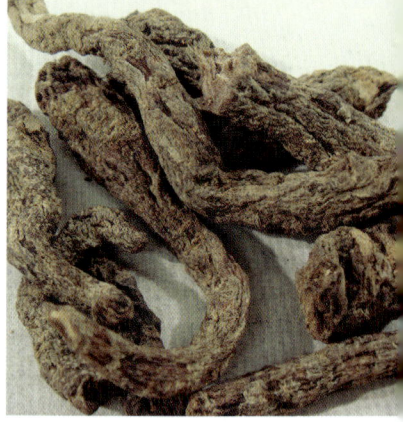

지황 뿌리(생지황)          지황 뿌리 건조한 것(건지황)

과정을 반복하여 사용하여야 복통, 소화불량 등을 방지할 수 있다. 또한 생지황의 경우에는 다액(多液)인 데다가 그 성질이 응체(凝滯)되기 쉬우므로 비기능이 허하고 습이 많은 경우와 위기능이 허하고 소화기능이 떨어지는 경우, 복부가 팽만하고 진흙처럼 무른 변을 누는 사람은 사용을 피한다.

- 응용 : 숙지황을 삶아서 추출한 물을 팥 앙금에 소량 첨가하여 반죽하면 팥 앙금이 쉽게 상하는 것을 방지할 수 있다.

# 참당귀주 15

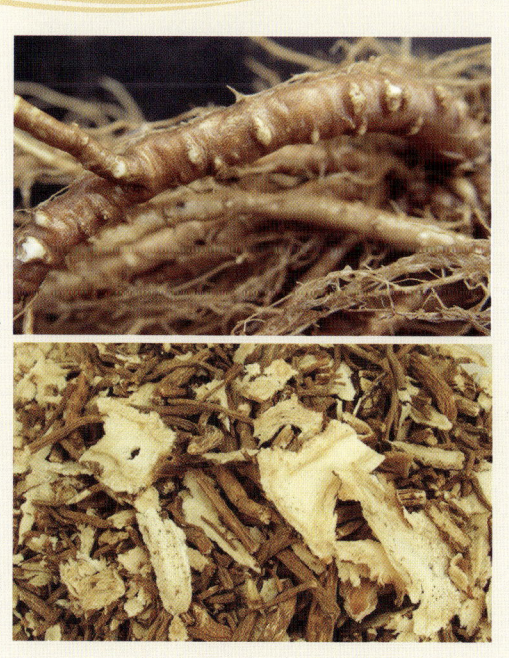
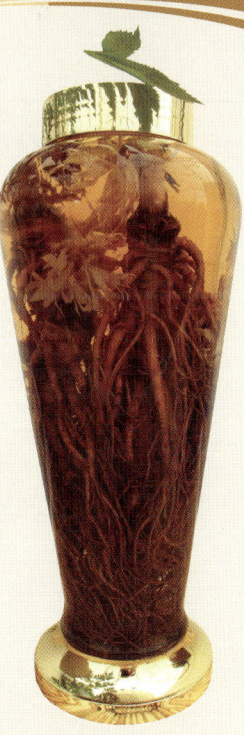

참당귀는 항노화, 항산화작용이 알려진 데커신(decursin) 성분이 다량 함유된 것으로 알려지면서 각광받고 있다.

주둥이가 넓은 항아리나 유리병에 정선 건조한 당귀 150g을 물에 살짝 씻어(모래나 흙을 제거하기 위함)내고, 물기를 제거한 다음 당귀와 설탕 100g을 켜켜로 쌓고 소주(30%) 1.8ℓ를 부어 밀봉한다. 그리고 어둡고 시원한 곳에 100일 정도 보관하여 두었다가 약재를 걸러내고, 다시 밀봉하여 100일 정도를 더 보관한 다음 하루에 1~2회, 1회에 30㎖ 정도씩 반주로 마시거나 잠자리에 들기 전에 한 잔씩 마시면 좋다. 독특한 향이 있

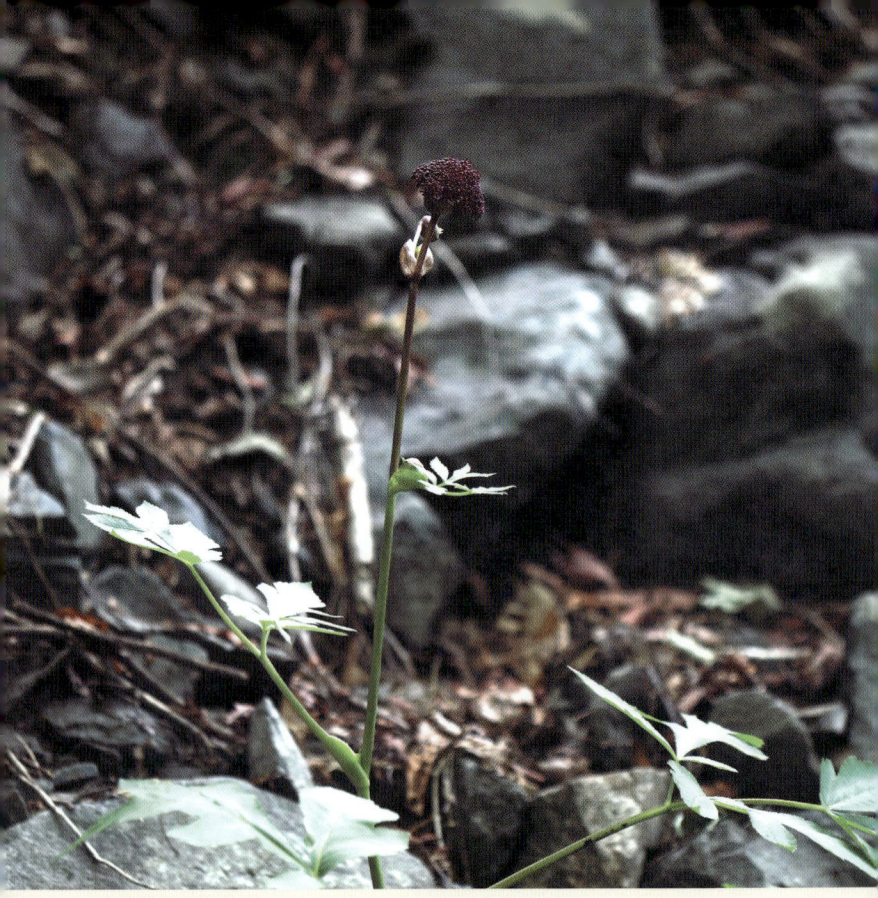

참당귀 전초

으므로 기호에 따라서 꿀이나 다른 술과 섞어서 마셔도 좋다. 특히 참당귀는 수확 후 가공과정에서 흙을 물에 씻지 않고, 대충 털어서 그대로 절단하여 건조하는 경우가 있으므로 술을 담기 전 반드시 토사를 제거하는 것이 중요하다.

발효주를 담글 때에는 쌀 10kg을 기준하여 잘 말린 참당귀 100~200g을 잘게 썰어 고두밥과 누룩을 비벼 넣을 때 함께 버무려 넣고 술이 익으면 걸러서 마신다.

※ 소주(30%)의 양이 1.8ℓ이고 거기에 재료가 추가되므로 2.4ℓ 정도의 병을 사용해야 한다.

# 참당귀의 성분과 효능

- **식 물 명** : 산형과(繖形科;Umbelliferae) 다년생 초본 참당귀 *Angelica gigas* Nakai
- **생 약 명** : ANGELICAE GIGANTIS RADIX(당귀當歸)
- **다른이름** : 건귀(乾歸), 문귀(文歸), 대부(大斧), 상마(象馬)
- **사용부위** : 뿌리. 중국에서는 당당귀[중국당귀:A. sinensis(OLIV.) DIELS]를, 일본에서는 일당귀[A. *acutiloba* KITAGAWA(=*Ligusticum acutilobum* S. et Z.)]를 당귀 기원으로 하고 있으며, 우리나라에서는 참당귀와 일당귀를 재배하고 있는데 그 성미와 효능이 다르므로 구분하여 사용하는 것이 좋다. 참당귀는 중부 이북의 고산 음습 지대에서 자생한다.

- **생김새** : 참당귀는 다년생 초본식물로서 1~2m 정도 곧게 자란다. 전체에 자줏빛이 돌며 뿌리는 굵고 강한 향기가 있다. 잎은 1~3회 깃꼴겹잎이고 소엽은 3개로 갈라지며 다시 2~3개로 갈라져 있다. 8~9월에 자색 꽃이 피며, 열매는 9~10월에 맺히고 어린순은 나물로 사용한다. 약재는 굵고 짧은 원뿌리로부터 줄기 및 잔기(殘基)가 남아 있다. 원뿌리의 길이는 3~7cm, 지름 2~5cm이고 가지뿌리의 길이는 15~20cm이다. 표면은 엷은 황갈색 또는 흑갈색으로 원뿌리 및 가지뿌리에는 세로주름이 많으며, 원뿌리에는 가로주름이 있는 것도 있다. 절단면은 평탄하고 형성층에 의하여 목부(木部)와 피부(皮部)의 구별이 뚜렷하고, 목부와 형성층 부근의 피부는 어두운 황색이나 나머지 부분은 유백색이다.
- **주요 생산지** : 우리나라의 전북, 경남북, 강원, 경기, 평북, 함남에 분포하고, 중국의 당귀는 감숙, 사천, 운남, 섬서, 귀주, 호북 등지에 분포하며 각지에서 재배하고 있다.
- **성품과 맛** : 성은 따뜻하고, 맛은 달고 매우며(감신甘辛) 독은 없다.

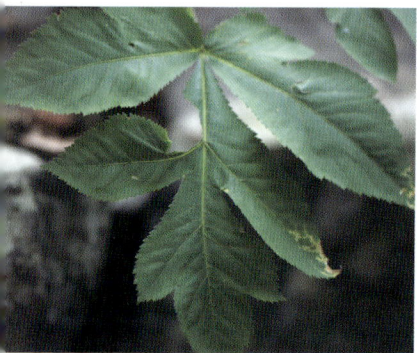

참당귀 잎

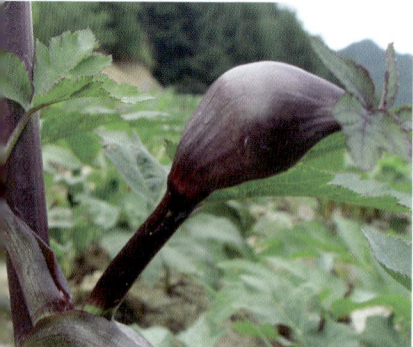

참당귀 꽃봉오리

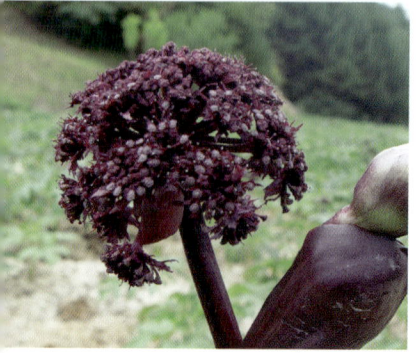

참당귀 꽃

- **작용 부위** : 심(心), 간(肝), 비(脾) 경락에 작용한다.
- **효능주치** : 혈을 보충하고 조화롭게 하는 보혈화혈(補血和血), 어혈을 풀어주는 구어혈(驅瘀血), 월경을 조화롭게 하며 통증을 멈추는 조경지통(調經止痛), 진정(鎭靜), 장의 건조를 막고 윤활하게 하는 윤조활장(潤燥滑腸) 등의 효능이 있어서 월경이 조화롭지 못한 월경부조(月經不調) 증상을 다스리고, 폐경 및 복통(經閉腹痛)을 다스린다. 붕루(崩漏:여성들의 심한 하혈), 혈이 허해서 오는 두통인 혈허두통(血虛頭痛), 어지럼증(현운眩暈), 장이 건조하여 오는 변비(장조변비臟燥便秘), 타박상(질타손상跌打損傷) 등에도 이용한다. 특히 참당귀에는 일당귀나 당당귀에 들어 있지 않은 데커신(Decursin)이라는 물질이 다량 함유되어 있어서 항노화(抗老化), 항산화(抗酸化) 및 항암(抗癌)작용에 관여하는 것으로 알려져 최근 한국산 참당귀가 각광을 받고 있다. 반면에 일당귀나 당당귀에는 조혈

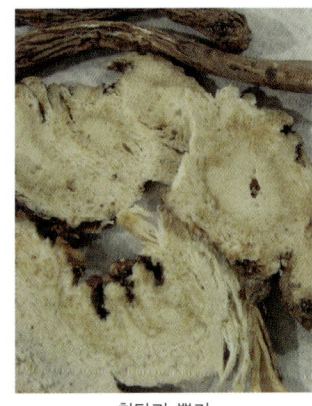 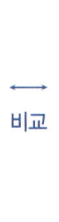 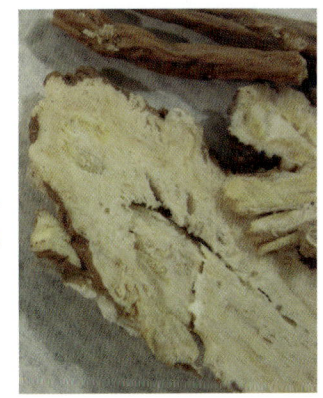

| 참당귀 뿌리 | 고본 뿌리 |

(造血)작용에 관여하는 비타민 $B_{12}$가 다량으로 함유되어 있는 것으로 보고되었다.

- **채취 및 가공** : 가을에서 봄 사이에 채취하여 토사를 제거하고, 1차 건조를 한 다음, 절단하여 2차 건조를 하고 저장한다. 사용 목적에 따라서 가공방법을 달리하는데, 보혈(補血), 조경(調經), 윤장통변(潤腸通便)을 목적으로 할 때는 당귀를 살짝 볶아서 이용하고, 술을 흡수시켜 프라이팬에 약한 불로 볶아서(주자酒炙) 사용하면 혈액순환을 돕고 어혈을 제거하는 활혈산어(活血散瘀)의 효능이 증강되어 혈어경폐(血瘀經閉:어혈로 인한 월경의 막힘)와 월경이 잘 나오게 하는 통경(通經), 출산 후의 어혈이 막힌 증상인 산후어체(産後瘀滯), 복통(腹痛), 타박상(질타손상跌打損傷) 및 풍사와 습사로 인하여 결리고 아픈 풍습비통(風濕痺痛)을 치료하고, 토초(土炒)하여 사용하면 혈허(血虛)로 인한 변당(便糖:대변이 진흙처럼 무른 증상)을 치료하고, 초탄(炒炭)하면 지혈(止血)작용이 증가한다. 꽃이 피면 뿌리가 목질화되어 약재로 사용할 수 없으므로 꽃대가 올라오지 않도록 재배하는 것이 중요하다.

- **용법** : 말린 약재 5~15g에 물 700㎖를 붓고 끓기 시작하면 불을 약하게 줄여서 200~300㎖ 정도로 달여서 아침, 저녁으로 두 차례에 나누어 복용한다. 차 재료로 다른 약재들과 함께 배합하여 다양하게 이용된다. 또한 약선의 재료로서 다양한 용도로 이용되기도 한다.
- **용량** : 말린 것으로 하루에 4~20g.
- **사용상의 주의사항** : 성이 따뜻하므로 열성출혈(熱性出血)의 경우에는 사용을 피하고, 또한 습윤하고 활설(滑泄)한 성질을 가지고 있으므로 습사로 인하여 중초가 팽만한 경우나 대변당설(大便溏泄:대변이 진흙처럼 무른 것)의 경우에는 모두 신중하게 사용한다.
- **응용** : 특히 민간요법으로 변비 치료를 위하여 많이 이용되는데 습관성 변비 특히 노인, 소아, 해산 후 및 허약한 사람의 변비에 많이 이용한다. 외용에는 약재 달인 물로 환부를 씻는다.

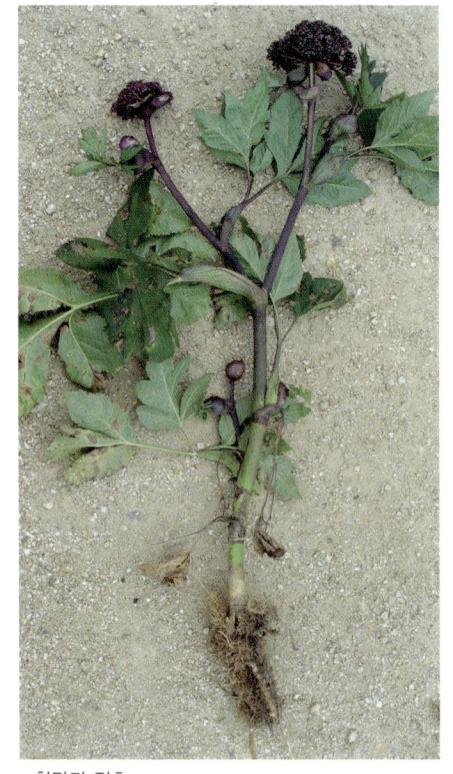

참당귀 전초
(꽃대가 올라와 목질화된 뿌리 특징)

# 천궁주 16

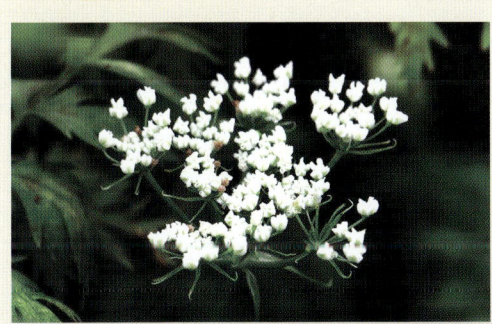

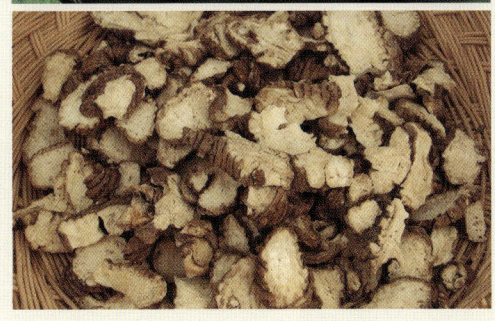

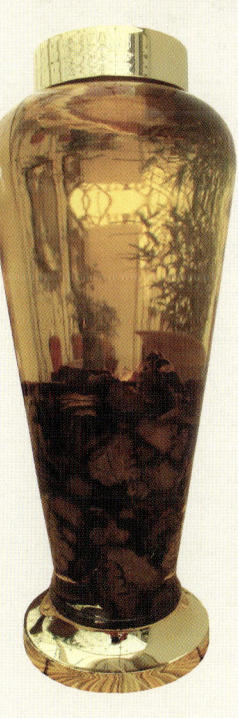

천궁 뿌리는 기를 순환시키는 중요한 약재로서 혈액순환을 좋게 하기 때문에 기혈을 순환시키는 데 도움을 받을 수 있다. 고본, 백지, 당귀 등과 함께 향이 강한 한약재로 널리 알려져 있다.

천궁(채취, 건조한 뿌리) 100g에 설탕 100g을 켜켜로 쌓고, 여기에 소주 1.8ℓ를 부어 밀봉한 다음 어둡고 시원한 곳에 보관한 후 100일 정도 지나서 약재를 걸러내고, 이를 다시 밀봉하여 100일 정도 더 숙성시킨 다음 하루에 1~2회, 1회에 30㎖ 정도씩 반주로 마시거나 잠자리에 들기 전에 한 잔씩 마시면 좋다.

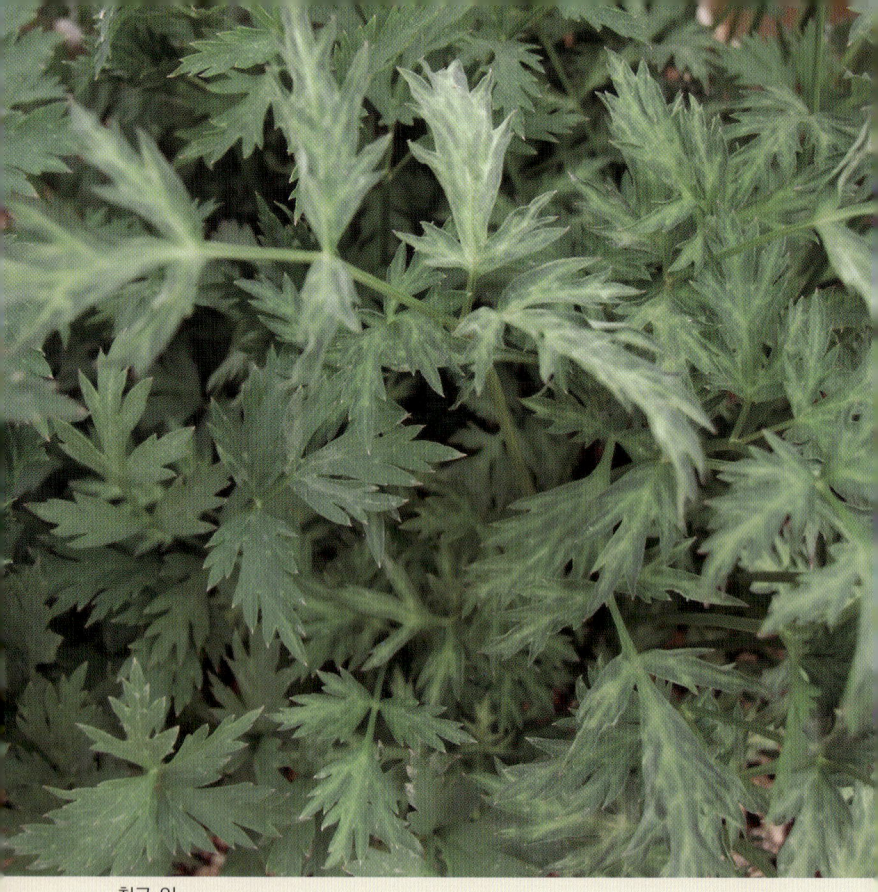

천궁 잎

발효주를 담글 때에는 쌀 10kg을 기준하여 잘 말린 천궁 뿌리 50~100g을 고두밥과 누룩을 비벼 넣을 때 함께 버무려 넣고 술이 익으면 걸러서 마신다. 특히 토천궁은 휘발성 정유물질이 많아 두통의 원인이 될 수 있으므로 반드시 하룻밤 정도 흐르는 물에 담가서 정유물질을 제거(거유去油라고 함)한 다음 사용해야 한다.

※ 소주(30%)의 양이 1.8ℓ이고 거기에 재료가 추가되므로 2.4ℓ 정도의 병을 사용해야 한다.

# 천궁의 성분과 효능

- **식 물 명**: 산형과(繖形科;Umbelliferae)의 다년생 초본 천궁(川芎) *Cnidium officinale* Makino
- **생 약 명**: CNIDII RHIZOMA(천궁川芎)
- **다른이름**: 천궁(川藭), 향과(香果), 호궁(湖芎), 경궁(京芎), 사피초(蛇避草)
- **사용부위**: 뿌리줄기(근경)를 건조한 것으로 이는 일천궁의 기원으로 보고 있으며, 토천궁에 대한 기원은 몇 가지 이론(異論)이 있다. 실제 농가에서 보편적으로 재배하고 있는 토천궁은 *Ligusticum chuanxiong* HORT.이 대부분이며, 일부 농가에서는 *Angelica polymorpha* MAX.를 채취하여 재배하고 있다. 중국에서는 당천궁 *Ligusticum chuanxiong* HORT.을 원식물로 하고 있다.

- **생김새**: 다년생 초본식물로 30~60㎝ 정도 곧게 자라며, 땅속줄기는 부정형의 덩어리 모양으로 비대한다. 잎은 어긋나고 2~3출엽으로 2회 깃꼴겹잎인데, 열편은 달걀 모양, 또는 능상 난형으로 톱니가 있다. 8~9월에 흰색 꽃이 피며 복산형화서(複繖形花序)이고 종자는 열리지 않는다. 약재는 불규칙한 결절(結節:매듭)상의 주먹 모양의 덩어리로 지름이 2~7㎝이다. 표면은 황갈색으로 거친 주름이 평행으로 돌기되어 동그란 마디(윤절輪節)를 이루고 있으며, 정단(頂端)에는 움푹 들어간 원형에 가까운 줄기흔적(경흔莖痕)이 있고, 하측과 윤절(輪節) 위에는 여러 개의 작은 혹 모양의 뿌리흔적(근흔根痕)이 있다. 질은 견실하여 절단하기

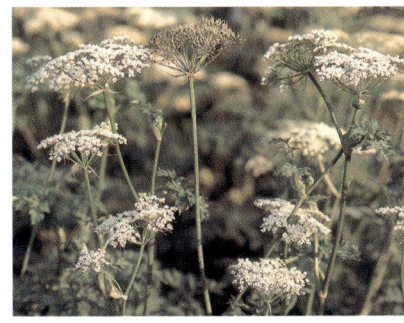

천궁 꽃과 줄기

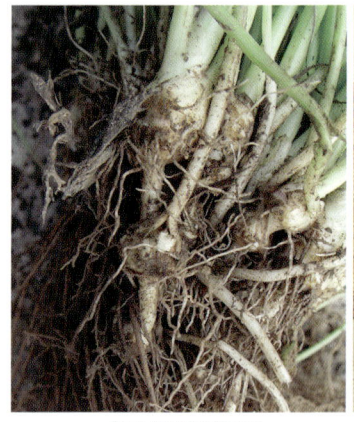 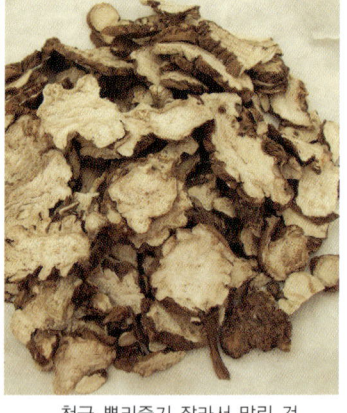

천궁 뿌리줄기(근경)       천궁 뿌리줄기 잘라서 말린 것

어렵고, 단면은 황백색 또는 회황색으로 황갈색의 유실(油室)이 산재되어 있으며, 형성층은 파상의 환문(環紋)을 나타낸다.

- **주요 생산지** : 울릉도를 비롯한 우리나라 각지에서 재배하고 있으며, 북방형 식물로서 여름철 최고기온이 30℃가 넘는 날이 1주일 이상 지속되는 지역에서는 하고현상(夏枯現象)이 발생하여 성장을 멈추고 마른다. 따라서 중부 이북, 또는 섬 지방(전통적으로 울릉도는 천궁의 주산지였음)이 유리하다. 중국은 사천성이 주산지로 운남성에서도 산출된다.
- **성품과 맛** : 성품은 따뜻하고(온溫) 맛은 매우며(신辛), 독성은 없다.
- **작용 부위** : 간(肝), 담(膽), 심포(心包) 경락에 작용한다.
- **효능주치** : 혈액순환을 활성화시키는 활혈(活血), 기의 순환을 돕는 행기(行氣), 풍사를 제거하는 거풍(祛風), 경련을 가라앉히는 진경(鎭痙), 통증을 멈추게 하는 지통(止痛) 등의 효능이 있어서 월경부조(月經不調), 경폐통경(經閉通經), 복통(腹痛), 흉협자통(胸脇刺痛 : 가슴이나 옆구리가 찌르는 듯 아픈 증상), 두통(頭痛), 풍습비통(風濕痺痛 : 풍사나 습사로 인하여 결리고 아픈 증상) 등을 치료하는 데 이용한다.
- **채취 및 가공** : 9~10월에 채취하여 잎과 줄기(경엽莖葉)를 제거하고 햇

볕에 말린다. 중국 천궁의 경우 평원에서 재배한 것은 소만(小滿) 이후 4~5일이 지난 다음 채취하는 것이 좋고, 산지에 재배한 것은 8~9월에 채취하여 경엽(莖葉)과 수염뿌리(鬚根)를 제거하고 세정한 다음 햇볕에 말리거나 건조기에 건조한다. 일반적으로 이물질을 제거하고 세정한 다음 물을 뿌려 윤투(潤透:누기를 주어 부드럽게 만드는 것)되면 얇게 썰어 햇볕 또는 건조기에 말린다. 절편(切片)한 천궁을 황주와 고루 섞어서 약한 불(문화文火)로 갈황색이 되도록 볶아서 햇볕에 말려 사용한다(천궁 100g에 황주 25g). 토천궁의 경우에는 그냥 사용하면 두통이 올 수 있으므로 두통의 원인물질인 휘발성 정유성분을 제거하기 위하여 흐르는 물에 하룻밤 정도 담가두었다가 건져서 말려 사용한다.
- 용법 : 물을 붓고 탕전하여 복용하거나 가루 또는 환으로 만들어 복용하는데, 일반적으로 다른 생약재들과 배합하여 차 또는 탕제의 형태로 복용하는 경우가 많고, 약선의 재료로 활용하기도 한다. 약선 재료로 이용할 때는 향이 강한 약재이므로 음식 주재료의 향이나 맛에 영향을 미치지 않도록 최소량(보통 기준 용량의 10~20% 정도)으로 사용하도록 주의한다.
- 용량 : 말린 것으로 하루에 4~12g.
- 사용상의 주의사항 : 맛이 맵고 성미는 따뜻하기 때문에 승산(昇散:기를 위로 끌어 올리고 발산하는 성질)하는 작용이 있다. 따라서 음허화왕(陰虛火旺:음기가 허한 상태에서 양기가 성한 상태)으로 인한 두통이나 월경과다에는 사용을 피하는 것이 좋고, 특히 토천궁의 경우에는 휘발성 정유물질이 많아서 두통을 유발하는 원인이 될 수 있으므로 흐르는 물에 하룻밤 정도 담가서 충분히 정유성분을 빼내고 사용해야 한다.
- 응용 : 민간에서는 두통의 치료를 위하여 쌀뜨물(쌀 씻은 물)에 담가두었다가 말린 천궁을 부드럽게 가루 내어 4:6의 비율로 꿀에 재운 다음 (꿀 무게의 40%의 천궁가루) 한 번에 3~4g씩 하루 3번 식사 전에 복용한다.

# 17 천문동주

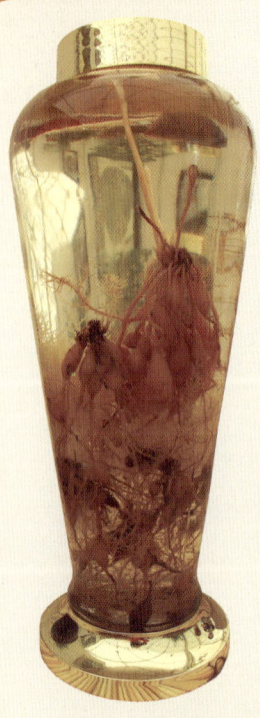
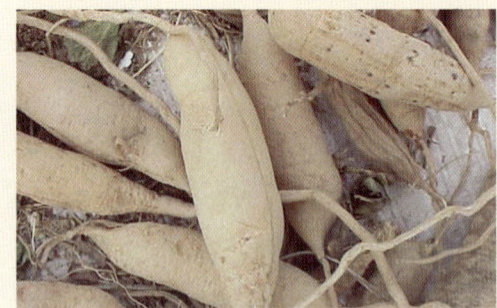
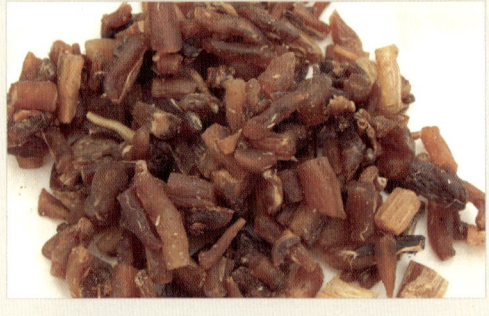

천문동은 폐의 진액을 생성해주고, 윤활하게 하여 기침을 멈추게 하고, 자음강화(滋陰降火)하는 기능이 있어 민간에서 매우 애용하던 약재다. 보통 번다(煩多:가슴이 답답하고 소화불량이 된 듯한 증상이 오는 것)증상을 초래할 수 있다 하여 거심을 할 것을 권하는 본초서들이 있으나 맥문동처럼 심하지는 않고, 심을 제거할 경우 제거되는 양이 너무 많기 때문에 보통은 거심하지 않고 그냥 쓰는 경우가 많다.

천문동 100g에 소주(30%) 1.8ℓ의 비율로 부어 잘 밀봉하여 온도변화가 적은 곳에 100일 정도 보관하였다가 하루에 1~2회, 1회에 30㎖ 정도씩

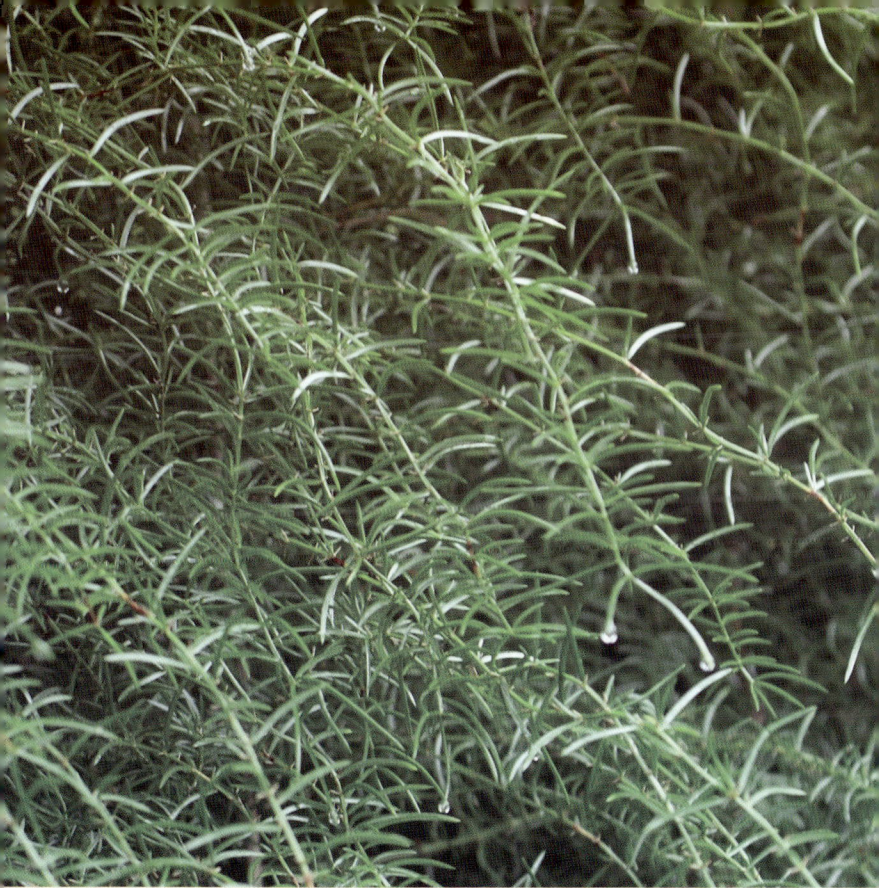

천문동 전초

반주로 마시거나 잠자리에 들기 전에 한 잔씩 마시면 좋다.
발효주로 담글 때에는 건조한 천문동 100~200g을 물 20ℓ에 추출한 다음, 술 담그기를 하거나, 누룩과 고두밥을 비벼 넣을 때 건조한 천문동을 함께 넣어 술이 발효가 되면 걸러서 마신다.

※ 소주(30%)의 양이 1.8ℓ이고 거기에 재료가 추가되므로 2.4ℓ 정도의 병을 사용해야 한다.

# 천문동의 성분과 효능

- 식 물 명 : 백합과(百合科;Liliaceae)의 다년생 덩굴성 초본 천문동(天門冬) *Asparagus cochinchinensis* (Lour.) Merr.
- 생 약 명 : ASPARAGI RADIX(천문동天門冬)
- 다른이름 : 천동(天冬), 천문동(天文冬)
- 사용부위 : 덩이뿌리(괴근塊根)를 건조한 것.

- 생김새 : 다년생 덩굴성 초본으로 방추형(紡錘形)의 덩이뿌리가 사방으로 퍼져 있으며, 원줄기는 1~2m까지 자란다. 잎처럼 생긴 가지는 선형(線形)이고 1개 또는 3개씩 모여나면서(총생叢生) 활처럼 약간 굽는다. 꽃은 5~6월에 피는데, 잎겨드랑이에 1~3개씩 담황색으로 피어 달린다. 약재인 괴근(塊根)은 긴 방추형(紡錘形)으로 조금 구부러져 있고 길이 5~18cm, 지름 0.5~2cm이다. 표면은 황백색 또는 엷은 황갈색으로 반투명하고 넓으며 고르지 않은 가로주름이 있고 더러는 회갈색의 외피(外皮)가 남아 있는 것도 있다. 질은 단단하고 또는 유윤(柔潤)하기도 하며 점성(粘性)이 있다. 단면은 각질 모양으로 중심주는 황백색이다.

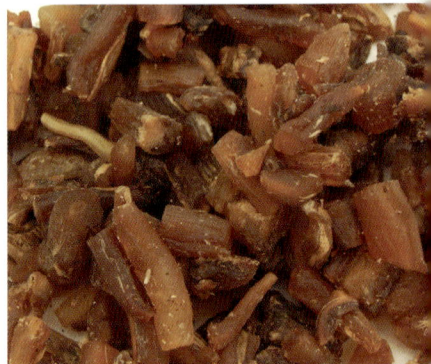

천문동 덩이뿌리 잘라서 건조한 것

- 주요 생산지 : 우리나라의 중부 이남 서해안 바닷가에 주로 분포하고, 중국의 중부, 서북, 양자강 유역 및 남방 각지에 분포한다.

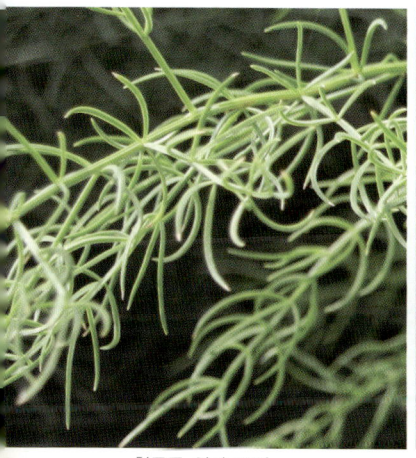
천문동 잎과 줄기

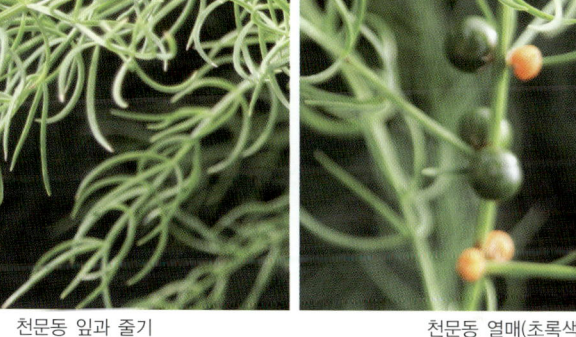
천문동 열매(초록색)

- **성품과 맛** : 성품은 차고(寒), 맛은 달고 쓰며(감고 甘苦), 독은 없다.
- **작용 부위** : 폐(肺), 신(腎) 경락에 작용한다.
- **효능주치** : 몸 안의 음액을 기르는 자음(滋陰), 건조함을 윤활하게 하는 윤조(潤燥), 폐의 기운을 깨끗하게 하는 청폐(淸肺), 위로 치솟는 화를 가라앉히는 강화(降火) 등의 효능이 있어서 음허발열(陰虛發熱:음기가 허하여 열이 발생하는 증상, 음허화왕과 같음), 해수토혈(咳嗽吐血:기침을 하면서 피를 토하는 증상)을 치료하고, 그 밖에도 폐위(肺痿), 폐옹(肺癰), 인후종통(咽喉腫痛), 소갈(消渴), 변비(便泌) 등을 치료하는 데 유용하다.
- **채취 및 가공** : 가을과 겨울에 채취하여 끓는 물에 데쳐서 껍질을 벗기고 햇볕에 말린다. 이물질을 제거하고 물로 깨끗이 씻어 속심(心)을 제거(去心)하고 절단하여 말린다. 때로는 거심하지 않고 그대로 절단하여 사용하기도 한다.
- **용법** : 흔히 민간요법으로 당뇨병 치료를 위하여 물에 달여서 장기간 복용하면 허로(虛勞)증을 다스리는 데 좋고, 술에 담가서 공복에 1잔씩

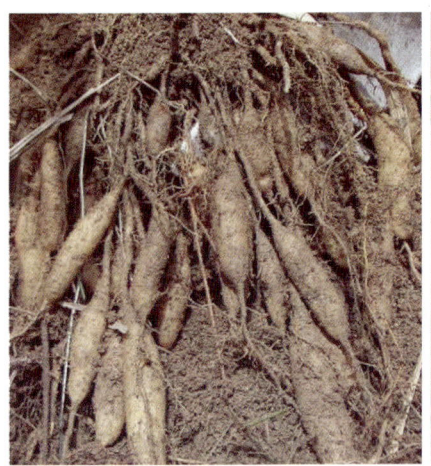 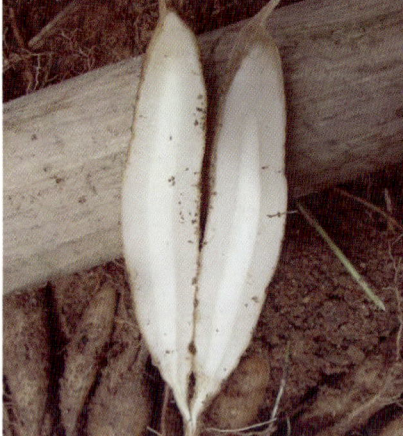

천문동 덩이뿌리  　　　　　　천문동 덩이뿌리 자른 단면

먹으면 좋다. 또한 해수와 각혈을 치료하고 폐의 양기를 도우므로 달여서 먹거나 가루 또는 술에 담가서 먹는다. 또 설탕에 당침(설탕과 약재를 1:1로 취하여 유리병이나 토기에 한 켜씩 교차로 다져 넣고 밀봉하여 100일 이상을 우려냄)하여 식용하면 담을 제거하는 데 도움이 된다.

- **용량** : 말린 것으로 하루에 5~15g.
- **사용상의 주의사항** : 달고 쓰며 찬 성미가 있기 때문에 허한(虛寒)으로 설사를 하는 경우와 풍사(風邪)나 한사(寒邪)로 인하여 해수(咳嗽)를 하는 경우에는 사용을 피한다.
- **응용** : 특히 마른기침을 하면서 가래가 없거나 적은 양의 끈끈한 가래가 나오고 심하면 피가 섞이는 증상에는 뽕잎(상엽), 사삼, 행인 등과 같이 사용하면 좋다.

# 황기주 18

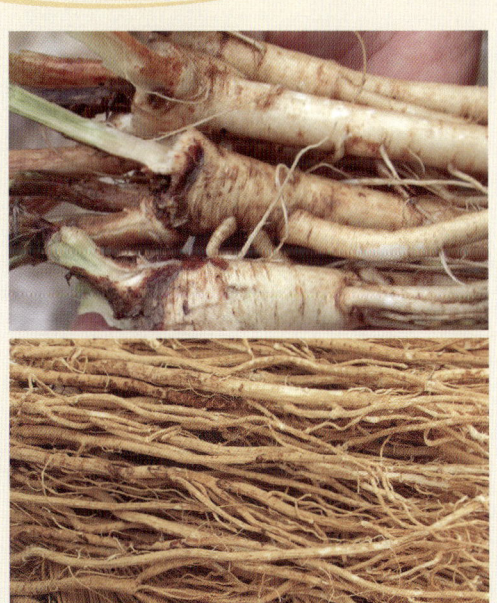
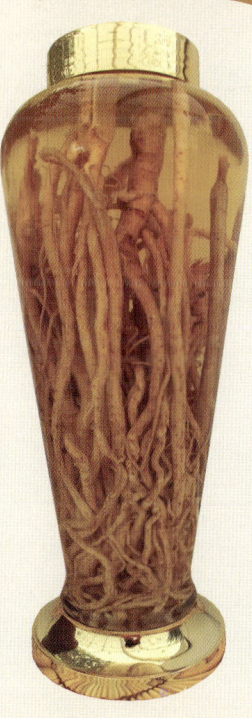

황기는 기를 보하는 보기(補氣)약재로서 민간의 사랑을 받아온 귀한 식품이기도 하다. 황기닭곰탕을 만들어 땀을 많이 흘리는 여름철 보양식으로 이용하기도 하며, 술을 담아서 보기약주로 애용하기도 한다.

갓 캐낸 뿌리를 잘 씻어서 물기를 제거하고 소주를 부어(황기 300~500g에 소주 1.8ℓ) 100일 이상 침출하여 약재는 건져내고 밀봉하여 두고 마시거나, 건조한 황기 100g에 설탕 100g, 소주(30%) 1.8ℓ를 부어 시원하고 어두운 곳에 100일 동안 보관해두었다가, 약재를 걸러서 다시 밀봉하여

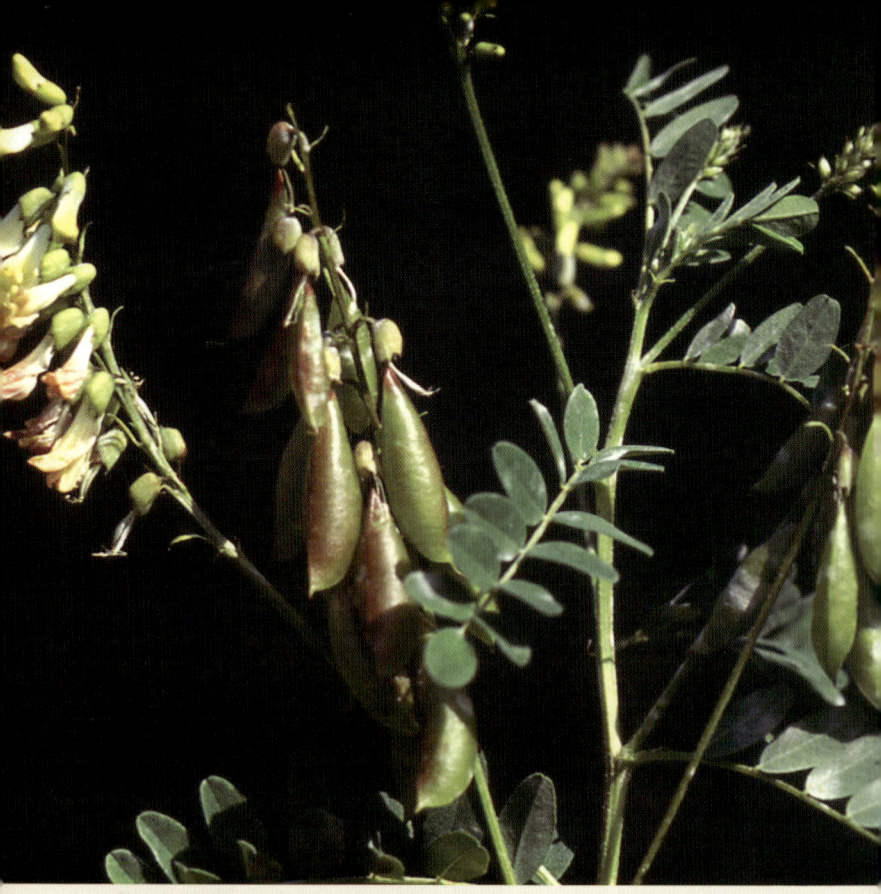

황기 꽃과 열매

두고 하루에 1~2회, 1회에 30㎖ 정도씩 반주로 마시거나 잠자리에 들기 전에 한 잔씩 마시면 좋다.

발효주를 담글 때에는 쌀 10kg을 기준하여 잘 말린 황기 100~200g을 잘게 썰어 고두밥과 누룩을 비벼 넣을 때 함께 버무려 넣고 술이 익으면 걸러서 마신다.

※ 소주(30%)의 양이 1.8ℓ이고 거기에 재료가 추가되므로 2.4ℓ 정도의 병을 사용해야 한다.

# 황기의 성분과 효능

- **식물명**: 콩과(豆科;Leguminosae) 다년생 초본 단너삼 *Astragalus membranaceus* Bunge var. *membranaceus*
- **생약명**: ASTRAGALI RADIX(황기黃芪)
- **다른이름**: 황기(黃耆), 금황(綿黃), 재분(戴粉), 촉태(蜀胎), 백본(百本)
- **사용부위**: 뿌리를 건조한 것.

- **생김새**: 다년생 초본으로 60~100cm 정도 곧게 자라며 전체에 부드러운 털이 있고 주근(主根)이 길며 황백색이다. 잎은 어긋나고 홀수깃꼴겹잎으로 6~11쌍이고, 소엽은 긴 타원형으로 끝이 둔하다. 7~8월에 담황색 또는 담자색을 띠는 꽃이 피며, 총상화서는 잎과 줄기 사이에서 나오는 액생(腋生) 또는 줄기의 끝에 나오는 정생(頂生)을 하고 열매는 8~9월에 열린다. 약재로 쓰이는 뿌리는 긴 원주(圓柱)형을 이루고 길이 30~90cm, 지름 1~3.5cm이며 드문드문 작은 가지뿌리가 붙어 있으나 분지되는 일은 없고 뿌리의 머리 부분에는 줄기의 잔기가 남아 있다. 뿌리의 표면은

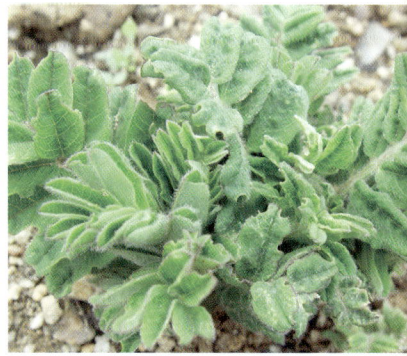

황기 새순 올라오는 모습

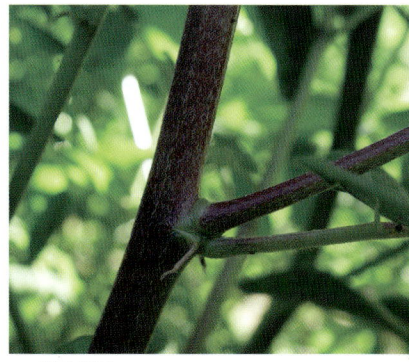

황기 줄기

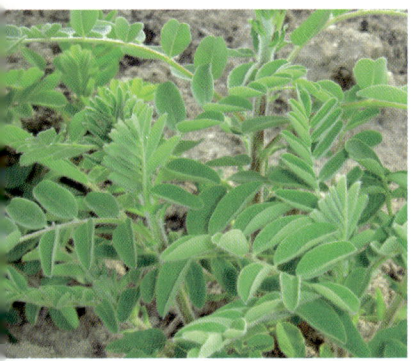

황기 자라는 모습

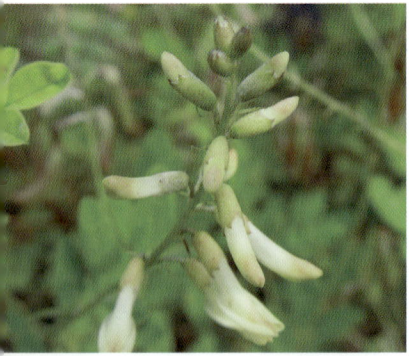

황기 꽃봉오리

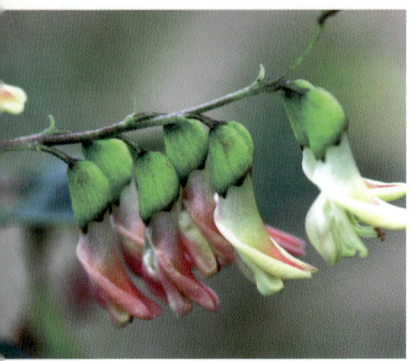

황기 꽃

엷은 갈황색 또는 엷은 갈색이며 회갈색의 코르크층이 군데군데 남아 있고 불규칙한 거친 세로 주름과 가로로 피목 같은 모양이 보인다. 질은 단단하고 절단하기 힘들며 단면은 섬유성이다. 횡단면을 현미경으로 보면 가장 바깥층은 주피(主皮)이고 껍질부(피부 皮部)는 엷은 황백색, 목부(木部)는 엷은 황색이며 형성층 부근은 약간의 황갈색을 띤다.

- **주요 생산지** : 경북, 강원, 함남북의 산지와 고산에 분포되어 자생하는데, 현재는 전국 각지에서 재배하며, 강원도 정선과 충북 제천 등이 주산지이다. 중국에서는 산서, 흑룡강, 내몽고에서 주로 생산한다.

- **성품과 맛** : 성은 따뜻하고(온溫) 맛은 달며(감甘) 독성은 없다.

- **작용 부위** : 폐(肺), 비(脾), 신(腎) 경락에 작용한다.

- **효능주치** : 몸을 튼튼하게 하는 강장(强壯), 기를 더하는 익기(益氣), 땀을 멈추게 하는 지한(止汗), 소변을 잘 통하게 하는 이수(利水), 살을 돋게 하는 생기(生肌), 종기를 제거하는 소종(消腫),

몸 안의 독을 밖으로 내보내는 탁독(托毒) 등의 효능이 있으며 다음과 같이 응용한다.

① 생용(生用:말린 것을 그대로 사용) : 위기(衛氣)를 더하여 피부를 튼튼하게 하며(익위고표益衛固表), 수도를 이롭게 하고 종기를 없애고(이수소종利水消腫), 독을 배출하며(탁독托毒), 살을 잘 돋게 하고(생기生肌), 자한과 도한을 치료하며(치자한治自汗, 도한盜汗), 부종과 옹저를 치료한다(부종浮腫, 옹저불궤癰疽不潰, 궤구불렴潰久不斂).

② 자용(炙用:꿀물을 흡수시켜 볶아서 사용) : 중초(中焦:주로 소화기능)를 보하고 기를 더하며(보중익기補中益氣), 내상노권을 치료한다(치내상노권治內傷勞倦). 비가 허하여 오는 실사(비허설사脾虛泄瀉), 딜항(脫肛), 기가 허하여 오는 혈발(기허혈탈氣虛血脫), 붕루대하(崩漏崩帶) 등을 다스리고 기타 일체의 기가 쇠약한 증상이나 혈허(血虛) 증상에 응용한다(일절기쇠혈허지증一切氣衰血虛之證).

- 채취 및 가공 : 봄과 가을에 채취하여 수염뿌리(수근鬚根)와 머리 부분(두부頭部)을 제거하고 햇볕에 말린 다음 이물질을 제거하고 절편하여 보관한다.
- 용법 : 자한(自汗:기가 허해서 오는 식은땀), 도한(盜汗:잠잘 때 오는 식은땀) 및 익위고표(益衛固表)에는 생용하고, 보기승양(補氣升陽:기를 보하고 양기를 끌어올림)에는 밀자(蜜炙:약재에 꿀물을 흡수시킨 다음 약한 불에서 천천히 볶아내는 것)하여 사용한다. 민간에서는 산후증 치료나 식은땀 치료, 어지럼증 치료를 위해 황기를 애용하는데, 산후증 치료에는 황기 15~20g에 물 700㎖를 붓고 끓기 시작하면 불을 약하게 줄여서 200~300㎖로 달여 하루 2~3회 나누어 먹는다. 또 어지럼증이 심한 경우에는 노란색 닭 한 마리를 잡아 배 속의 내장을 꺼내고 거기에 황기 30~50g을 넣은 다음 중탕으로 푹 고아서 닭고기와 물을 2~3회 나누어 하루에 먹는다. 여러 가지 원인으로 오는 빈혈과 어지럼증에도 효과가 있다.

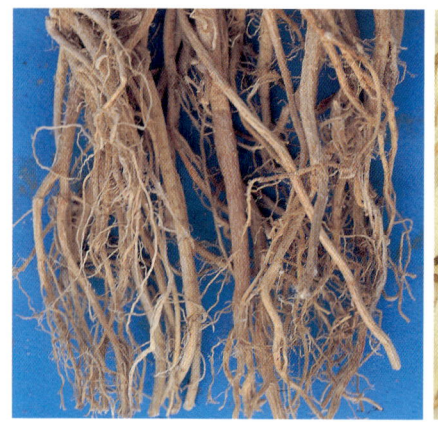 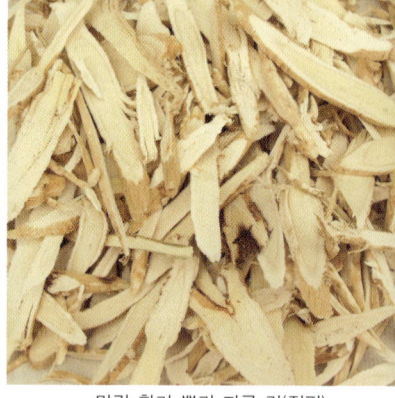

황기 뿌리 말린 것        말린 황기 뿌리 자른 것(절편)

- **용량** : 말린 것으로 하루 4~12g. 대제(大劑)에는 37.5~75g까지 사용할 수 있다.
- **사용상의 주의사항** : 이 약재는 정기를 증진시키는 약재이므로 모든 실증(實證), 양증(陽症) 또는 음허양성(陰虛陽盛:진액이 부족한 상태에서 양기가 심하게 항진된 경우)의 경우에는 사용하면 안 된다.
- **응용** : 식은땀 치료를 위해서는 황기 12g에 물 1,200㎖를 붓고 끓기 시작하면 불을 약하게 줄여서 200~300㎖ 정도로 달여서 하루 3번에 나누어 식사 후에 먹는다.